U0100625

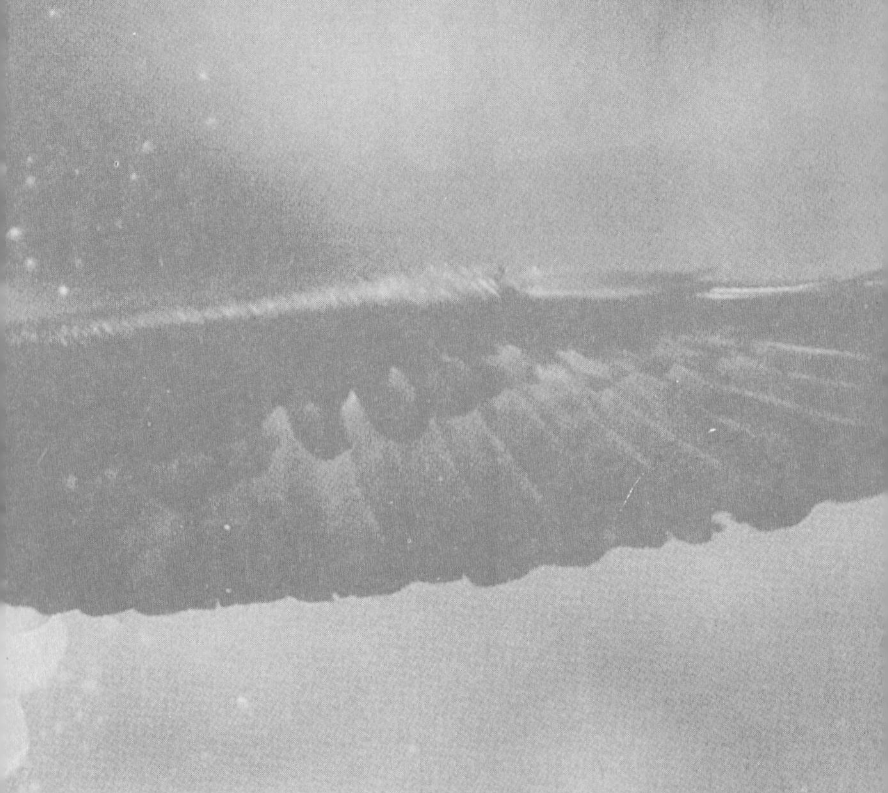

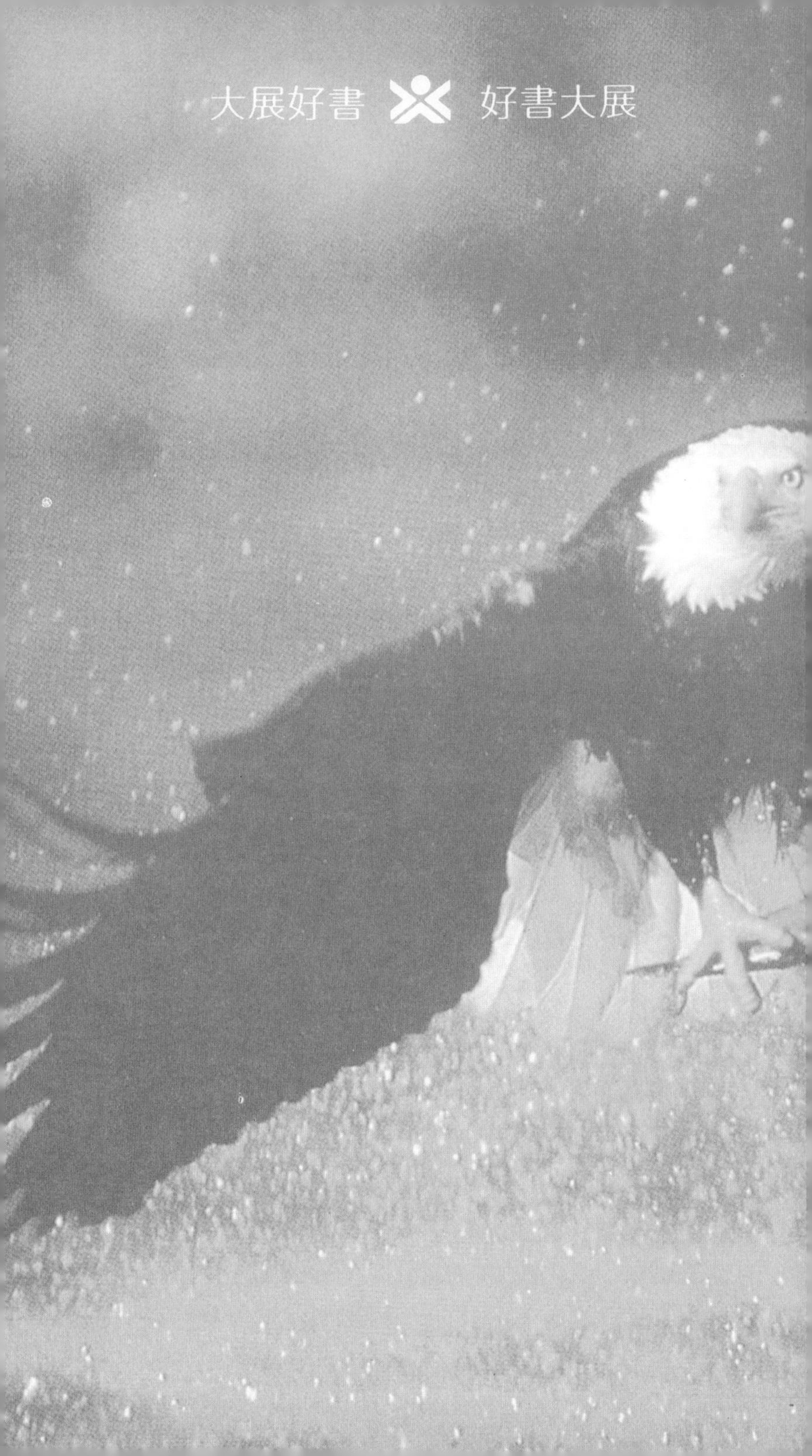
大展好書 好書大展

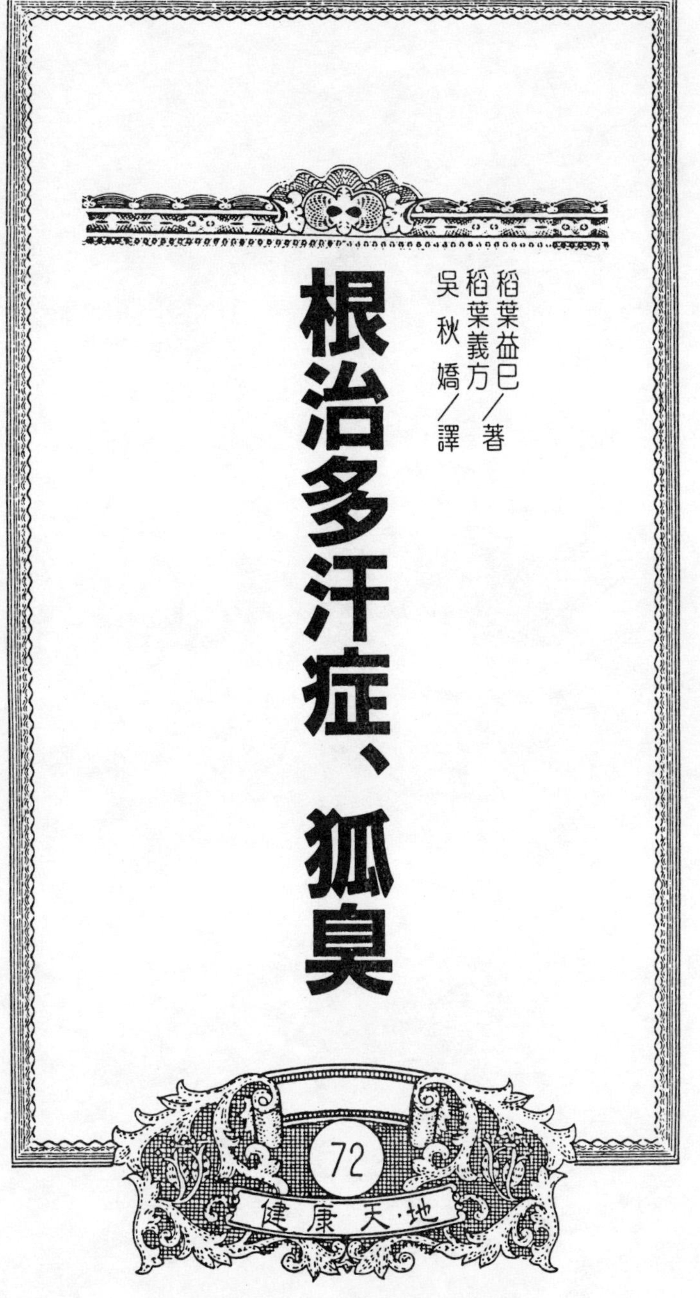

根治多汗症、狐臭

稻葉益巳／著
稻葉義方
吳秋嬌／譯

72

健康天地

前 言

從令人討厭的狐臭中解放出來

不論古今中外，狐臭的煩惱一直深深困擾著許多人，有的甚至因被人討厭而招致不幸。

狐臭到底是什麼呢?它是一種發自腋下的異樣臭味、惡臭。在多汗及青春期發症，自己或許不覺得有什麼，但周圍的人卻避之唯恐不及，有的人甚至會因無法忍耐而立刻離席。因此，具有狐臭的人，最後往往形單影隻，被同伴們孤立。

問題是，狐臭患者近來有急劇增加的傾向，情況不容忽視。狐臭的主要原因，在於採行歐美式的飲食生活。亦即吃太多厚厚的牛排或整個燒烤的動物性食品等。這些東西攝取過多時，不僅會引起包括癌症在內的各種成人病，同時脂肪成分還會使包括腋下在內，身體各處的皮膚表面都受到影響，結果導致身體發出異樣的惡臭、異臭。

據估計，在日本一億二千萬人口當中，約有一成，也就是一千二百萬人屬於狐臭體質。

這些人如果對狐臭放任不管，則不只是對個人，對社會而言也是一個不幸的悲劇。

以此為背景，本書特地為因多汗、狐臭而煩惱、痛苦的人，找出狐臭的真正原因，確立任何人都能實行的飲食生活改善法，從根本治療狐臭，並利用大量插圖、圖解來解說稻葉式皮下組織削除法，藉以防止再發。

若本書能夠成為多汗症、狐臭治療的指南書，那將是筆者最大的喜悅。希望各位能多多活用本書。

本書的發行，承蒙土屋書店的土屋豪造社長給予多方協助，謹在此表示衷心的謝意。

稻葉益巳
稻葉義方

目錄

第二章　引起多汗症、狐臭的原因

第三章　輕鬆減輕狐臭的食物療法

第四章　根治多汗症、狐臭

第五章 狐臭的身心症與治療法

第七章　有關狐臭煩惱的Q＆A

終章 藉獲得日本醫師會最高優功賞的機會提倡皮脂腺說

第一章

震撼！急增的狐臭體質者

如不加以去除，將對人際關係造成嚴重障礙！

■ 1 ■

何謂狐臭體質者？

人類特有的體臭

如果我說你具有特有的體味，或許你會感到驚訝。但是，如果我說：

「你真的是個體臭者。」

很可能你會失聲大叫。

事實上，這是經由科學證明的事實。就好像一切「物」均有其味道一樣，人體也會不斷地散發出氣味，這就是體味。體味包括香味和臭味兩種。香味會吸引他人。例如，男女在青春期以後所散發的荷爾蒙作用，具有吸引他人的香味，形成某種性的魅力。

至於臭味，是指身體的異臭、惡臭。異樣的臭味會對周圍的人造成壓迫，令人討厭。例如，狐臭、下體臭以及白帶、頭髮、口、腳臭等都是。

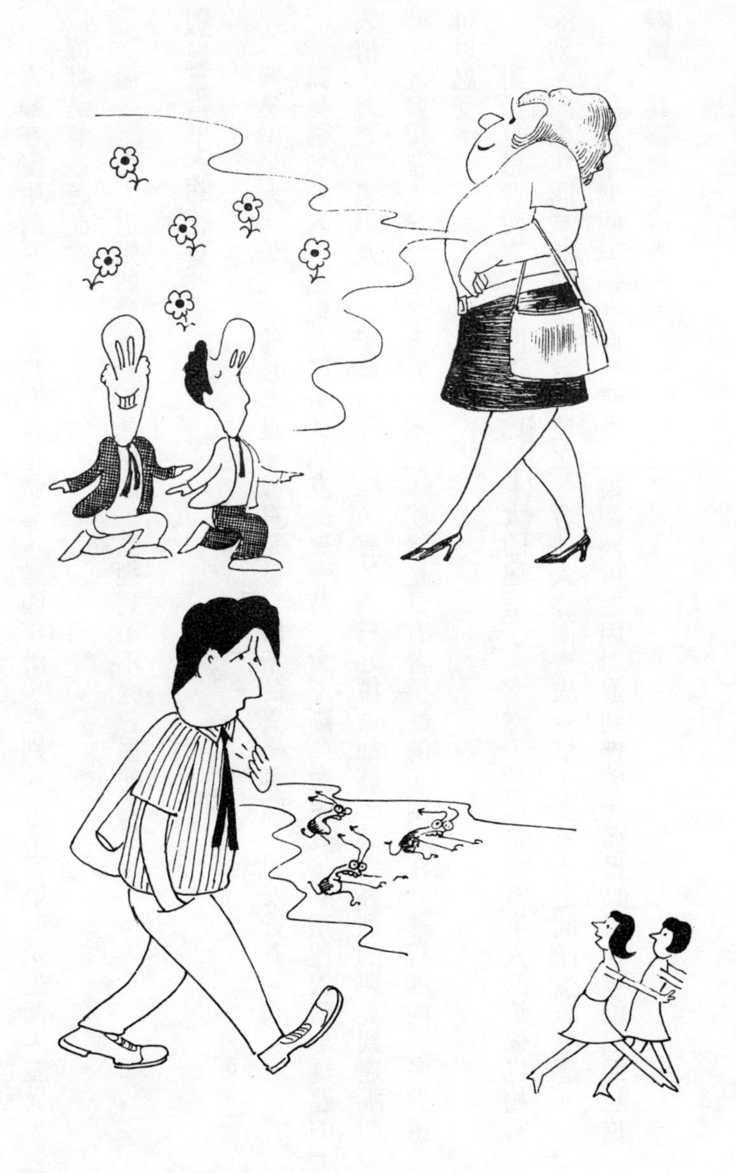

人類在誕生的瞬間，就具有各種體臭，雖因年齡、性別、生活環境而產生個人差異，但確實是製造體臭者。

而今，令人討厭的體臭者不斷增加，已經到了不容忽視的地步。

狐臭是最大的體臭

體臭中最多、最强烈的是狐臭。狐臭是發自腋下的異樣臭味，男女皆有。

狐臭强烈的人，出現在同事或朋友的聚會時，會不斷刺激嗅覺，終至使人露出嫌惡的表情，避之唯恐不及。爲了掩蓋狐臭味，有的人只好拼命抽菸，等到强烈的惡臭到達腦門時，才發現衆人早已逃之夭夭。不過，嗅覺是具有習慣性的，因此在某種程度內，多少還可以忍受。

對狐臭患者而言，世間没有比這更大的屈辱了。當然，它所帶給當事人的煩惱也相當深刻。同事、朋友的嫌惡、敬而遠之，會使人逐漸喪失自信，與衆人之間產生疏離感。

尤其是年輕的未婚女性，戀愛、婚姻極可能因而遭到挫敗，而已婚者也可能因而被迫離婚，其影響不可謂不大。

狐臭是指有腋臭症的人

令人如此煩惱的狐臭，究竟是什麼呢？醫學上認爲，腋窩，也就是腋下和外陰部的汗腺，是狐臭的原因。由此發出異臭、惡臭的症狀，即稱爲腋臭症。

體臭的强弱，因民族及個人而有所差異。

一般而言，歐美人士因爲飲食生活的緣故，體臭較强、具强烈體臭的人非常多，有狐臭可謂理所當然。狐臭，也包括在腋窩多汗症（腋下流出大量汗水的疾病）中，但我國的情形則完全不同。因爲這種症狀較少，故患者很容易引人側目、嫌惡，乃至孤立。像罹患狐臭症的人不得擔任警官或消防員，就是最好的例子。將狐臭視爲疾病，腋臭症和腋窩多汗症具有明顯的區別。伴隨臭味的是前者，沒有臭味的則是後者。

不過，氣味給人的感覺是很主觀的，很難加以判定，因而容易混淆。爲此，長年對包括狐臭在內

狐臭的不同稱法

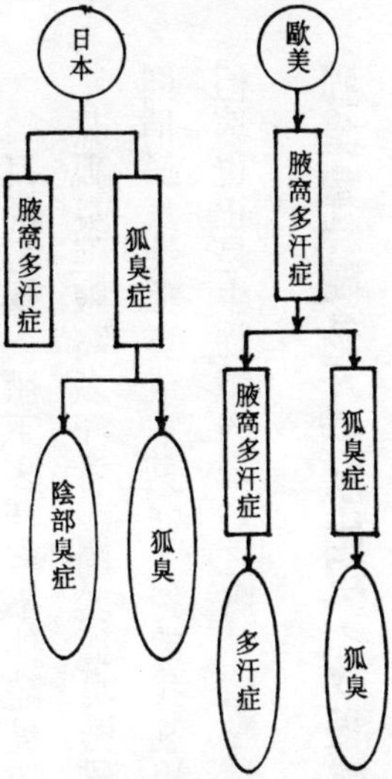

歐美
腋窩多汗症
狐臭症
腋窩多汗症
狐臭
多汗症

日本
狐臭症
腋窩多汗症
狐臭
陰部臭症

的各種體臭進行研究、治療的筆者，特別制定以下的判定方式。

耳垢乾燥、腋下多汗但不伴隨臭味者，幾乎都屬於腋窩多汗症（真性）。耳垢潮濕、不具狐臭但腋窩多汗者，屬於狐臭體質者，稱爲腋窩多汗症（假性）；若腋窩伴隨臭味，則稱爲真性狐臭或腋臭症。對於我利用耳垢乾濕作爲判斷依據，有的人或許會覺得納悶，但這也正是生物體的奇妙之處，這點稍後再詳加叙述。

狐臭會伴隨多汗症狀出現，故很難處理

狐臭症會伴隨多汗症狀出現，相當棘手。最後會按照腋下流汗→發臭→臭味移至衣物上→產生斑點的順序，形成惡性循環。

臭味的强弱因人而異，有的人甚至只有在流汗嚴重時才會產生臭味，不過這些狐臭多半會伴隨著腋窩多汗的現象。由於兩者之間很難區別，因此，將腋窩多汗症誤以爲是狐臭的情形經常發生。在這種情況下，便可以用耳垢的乾濕作爲區別標準。

狐臭是指腋下的汗腺會發出異樣臭味的腋臭症，異臭、惡臭程度因人而異，因爲伴隨腋窩多汗症出現，惡臭再加上衣物的斑點，會使事態更加嚴重。

■2■ 不斷增加的狐臭體質者

飲食內容支配狐臭

狐臭發生的原因之一，與飲食內容有密切關係。我這麼說，各位或許會感到非常奇怪。

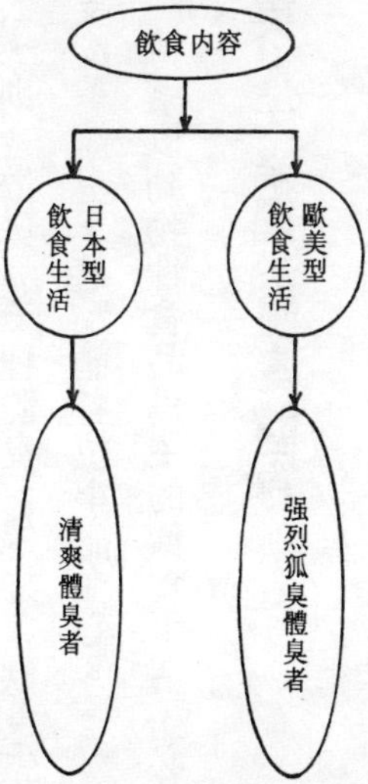

但這卻是不爭的事實。爲了保持元氣，飲食生活每天都不可或缺。藉此將維持生命所必需的蛋白質、脂質、糖類、各種維他命、礦物質，以食物的形式攝入體內。

而各種食品群均具有其獨特的氣味，攝取後其中一部份會在體內合成，從而製造出

飲食內容支配狐臭

飲食內容
歐美型飲食生活
日本型飲食生活
强烈狐臭體臭者
清爽體臭者

體臭人類。嗜食動物性食品的人，會散發出一種獨特的體臭；以魚貝類和植物性食品爲主的人，則會散發另一種體臭。總之，飲食生活的確會造就不同的體臭。換句話說，飲食內容支配著體臭，這點請各位牢記在心。

持續以動物性食品爲主的飲食生活，必將成爲狐臭的原因之一。

歐美人大半屬於狐臭體質

歐美人傳統上是屬於偏好肉類的肉食民族，同時也喜歡各種與動物有關的加工食品。

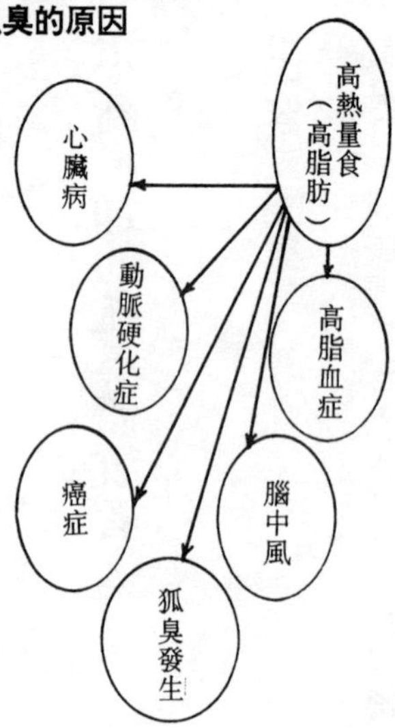

歐美人幾乎自小就以麵包爲主食，並且吃很多肉類和加工食品而生長。

肉類確實是極具營養的高級食品，但它同時也含有很高的脂肪成分。而所謂的高熱量食品，就是指脂肪成分食品。

脂肪攝取過多時，血中濃度會不斷上升而形成高脂血症、壞膽固醇增加，最後發展

高熱量食成人病、狐臭的原因

高熱量食（高脂肪）
心臟病
動脈硬化症
高脂血症
癌症
腦中風
狐臭發生

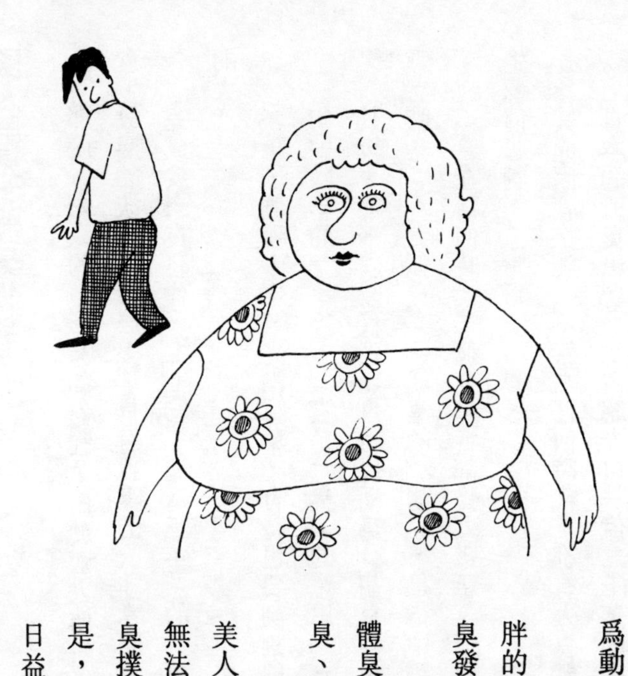

爲動脈硬化、心臟病、癌症等成人病。

多餘的脂肪會蓄積在皮下組織，成爲肥胖的原因，同時又出現在皮膚表層，成爲狐臭發生的原因之一。

因此，以肉食爲主的歐美人，具有强烈體臭的人較多，可說八〇%以上爲會發出異臭、惡臭的狐臭人。

出席學會或出國旅行時，經常會碰到歐美人士。對他們身上的强烈體臭，我真的是無法忍受。尤其是與狐臭强烈的人接觸，惡臭撲鼻而來時，真恨不得立刻逃走。可惜的是，在文明、文化日益發達、人與人的交流日益國際化的今日，這種症狀將會愈來愈多。

國人罕見的狐臭悲劇

那麼，國人的情形又如何呢？由於國人傳統上以米飯爲主食，魚貝類和蔬菜類爲副食，故屬於淡體臭者居多，具有狐臭的人非常罕見。但是，罕見並不代表完全沒有。

完成於奈良時代（七七〇～七八三年）的『萬葉集』中，也有有關狐臭的叙述。歌詞的大意是說：

「孩子們哪！不要光割野草，有時也要割割穗積朝臣那臭臭的腋草（毛）吧！」

句中腋草的「草」，其實是「臭」的意思。

其後，從平安時代到鎌倉時代稱爲「胡臭」，足利時代稱爲「蟻香」，江戶時代則稱爲「腋臭」、「狐臭」。胡臭的「胡」，是指中國北方的野蠻人。

不管在任何時代，狐臭患者都受人嫌惡、瞋視，甚至在人際關係、戀愛、婚姻上也產生種種悲劇。

其原因就在於，不管在任何時代，都有人喜歡肉類等動物性食品或油膩食品。

日本的狐臭患者，約占總人口一億二千萬的一〇％，也就是一千二百萬人。不過，這

狐臭患者的推估

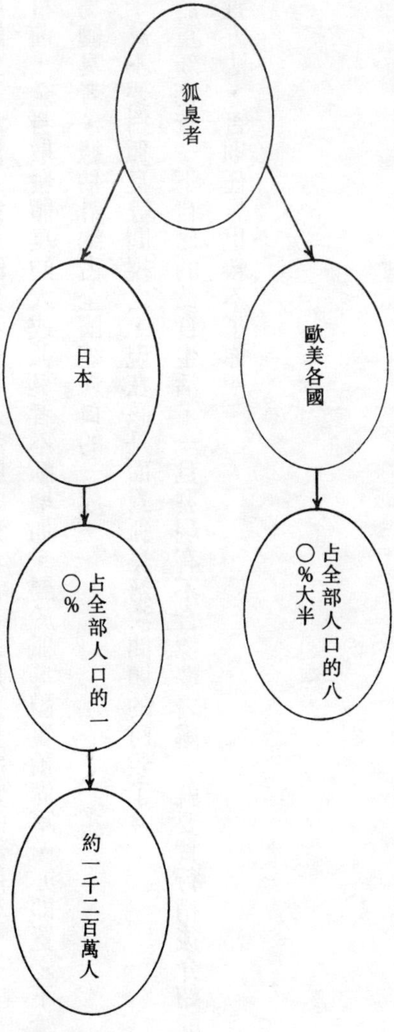

狐臭者

日本

占全部人口的一○%

約一千二百萬人

歐美各國

占全部人口的八○%大半

只是一個推論數字而已，並不代表真實情況。畢竟，日本人的飲食生活和以往已有很大的改變。

日本人也具有與歐美人類似的狐臭體質

導致日本人體臭產生重大改變的關鍵，在於歐美式飲食生活的導入。

二次大戰後，日本經濟有如奇蹟般地迅速發展，再加上厚生省及營養學者的極力倡導，歐美式飲食生活遂蔚為風潮。結果，不論男女體位皆向上提升，與歐美人士並駕齊驅。

伴隨而來的，是高居死亡原因前三位的癌症、心臟病、腦中風等成人病，以及肥胖、令人討厭的狐臭。肥胖是各種成人病的關鍵，令人討厭的體臭則是成人病的危險信號。

體臭的原因物質之一，為動物性脂肪。體臭發生時，就表示體內各個部份有脂肪蓄積，成為引發各種成人病的關鍵。

原則上，每個人都是體臭者，令人討厭的狐臭者，也是狐臭體質的預備軍。

目前，全身散發體臭的人或狐臭者不斷增加。屬於狐臭體質預備軍，亦即置之不管以致成為體臭者，據估計約占全國總人口的一成。

千萬不要對狐臭等閒視之，現在該是面對狐臭解決問題的時候了。

請重新審查一下自己的飲食生活，一旦發現有不合標準之處，就要實行稍後介紹的具體改善方法，否則任誰也救不了你。

第二章

引起多汗症、狐臭的原因

——令人嫌惡、自己也爲之煩惱、痛苦的狐臭眞相——

■1■ 狐臭的發生構造

皮膚的構造

有關令人討厭、煩惱的狐臭究竟是怎麼發生的？相信很多人都想知道。在此之前，首先必須瞭解皮膚的組織及活動構造。

皮膚大致分爲表皮、真皮與皮下組織三層。表皮與外界接觸，其內側爲真皮，再來爲皮下組織。

表皮厚約〇·一～〇·三公釐，但腳跟部份爲一·三公釐、手掌爲〇·七公釐。真皮則爲一～二公釐。皮下組織是由脂肪組織所構成，厚度依部位而各有不同。

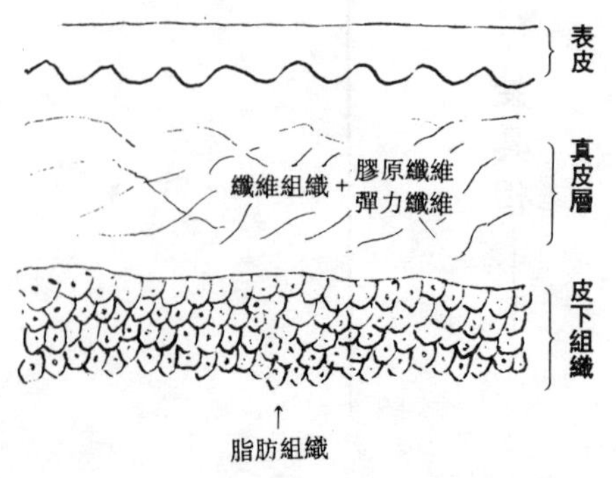

由此，各位可能會感到驚訝：「怎麼那麼薄呀？」但是薄雖薄，其中卻含有各種會引起令人討厭的狐臭的組織在內。

位於表皮最下方，與真皮接觸的是基底層。往上依序為有棘層、顆粒層，與外界接觸的角質層，其中基底層和有棘層合稱為胚芽細胞層。

其次的真皮，是由彈力纖維、平滑肌纖維所構成。年輕的肌膚捏起來會砰地彈回去，乃是由於彈力纖維活躍所致。真皮內含有微血管、神經、淋巴管、包住腋毛的毛包的一部分，以及在皮膚表面分泌油脂的皮脂腺。對表皮層的營養補給，主要是透過微血管進行。因此，真皮其實就是負責皮膚的營養、分泌、感覺等重要功能的部份。

最後的皮下組織，有發出氣味的頂泌腺和毛包下部在此活動。

皮膚表面的構造

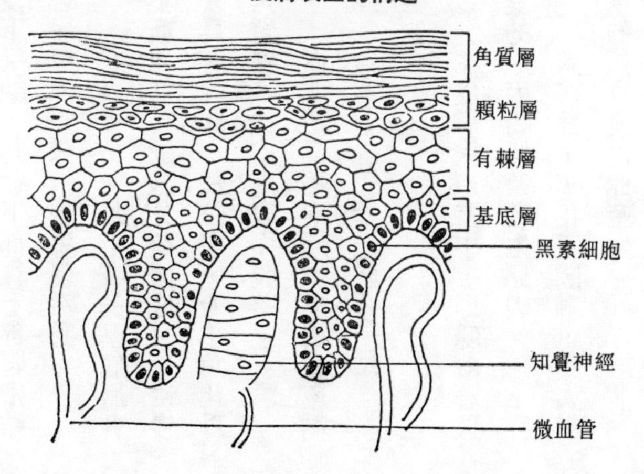

皮膚的構造

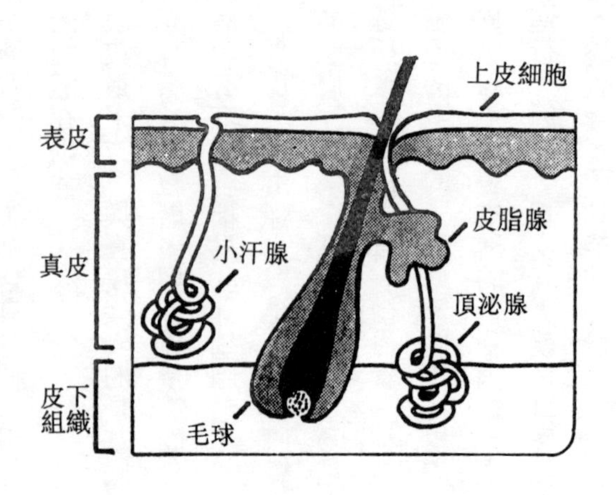

皮膚內的三層，表皮、真皮和皮下組織，是從下部往上部緊密結合，發揮團隊精神展現活動。

在表皮中，最下方的基底層會不斷地進行細胞分裂而成長，慢慢變爲有棘層、顆粒層，最後角化爲角質層，從皮膚表面脫落。

以四週爲一周期，皮膚會遵循此一構造不斷地生成、活動、新生。

在皮膚構造當中，即隱藏著狐臭的原因物質及發生原因。

緊接著——相互關聯，令人討厭的狐臭便由此產生。

會產生令人討厭分泌物的頂泌腺

汗腺又分爲頂泌腺和小汗腺兩種。

頂泌腺是導致狐臭的主犯。

頂泌腺在腋下、外陰部、乳頭周圍、肛門周圍等會長硬毛處極爲發達。在位於皮膚深部的皮下組織內，宛如蛇捲在一起似地呈線球狀，排出管是硬毛朝表皮張開的部份。腺體很大，約爲小汗腺的十倍，又稱爲大汗腺。

在你皮下組織的東西
皮下組織內有什麼呢？
毛包的一部分
頂泌汗腺

你的皮膚的活動
皮下組織
真皮層
表皮層
脫落成爲污垢

頂泌腺是引起頂泌性分泌的代表性分泌腺。

頂泌汗的PH值在五・〇～六・〇左右。含有脂肪（包括分泌細胞中的四種脂肪、中性脂肪、脂肪酸、膽固醇等）、鐵質、螢光物質、色素等，會不時慢慢或在一定期間內分泌出散發螢光的乳白色黏稠液體。

換言之，脂肪成分及鐵質、色素等，都是狐臭發生的重要因子。鐵質、色素會伴隨發汗而弄髒衣物，是狐臭患者共同的煩惱。在多汗、狐臭所造成的煩惱中，弄髒衣物堪稱爲致命傷，尤其是年輕女性，由於無法穿上自己喜歡的衣服，因此煩惱更爲深刻。每年，總有許多人爲了盡早去除此一煩惱而從全國各地來到本院接受治療。

頂泌汗腺及其分泌物

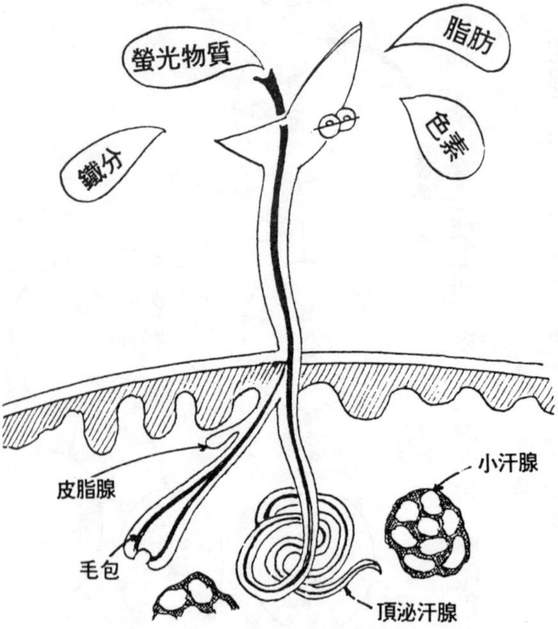

產生大量汗水的小汗腺

小汗腺與狐臭的發生也有密切關連。

頂泌汗腺的分泌物會攻擊你

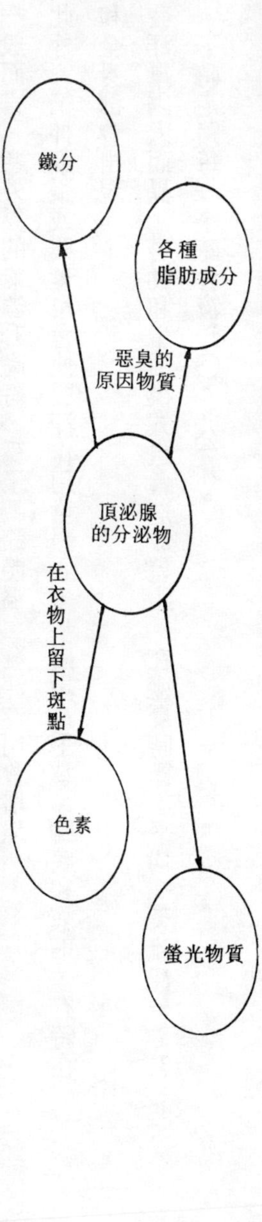

頂泌腺的分泌物
惡臭的原因物質
鐵分
各種脂肪成分
在衣物上留下斑點
色素
螢光物質

除了嘴唇和龜頭以外，小汗腺遍布全身各處，密度因部位不同而有所差距。一般以手掌和腳底最多，總數達二百萬個以上。平均每一平方公分的皮膚就有一三〇個。當然，腋下也有小汗腺分布。

與頂泌腺相比，小汗腺的腺體較小，故稱爲小汗腺。小雖小，卻擁有線球部的管狀腺，由線球部（腺體）和排出管（汗管）所構成。

線球部位於真皮與皮下組織交接處附近，排出管則通達皮膚表面。

小汗腺排出的汗，九九～九九・五％爲水分。剩下的〇・五～一・〇％爲固體物質，其中又以鹽分居多。這就是汗水爲什麼是鹹的原因。另外還含有乳酸和尿素，ＰＨ值爲五・七～六・五左右。

小汗腺的分泌物也會攻擊你

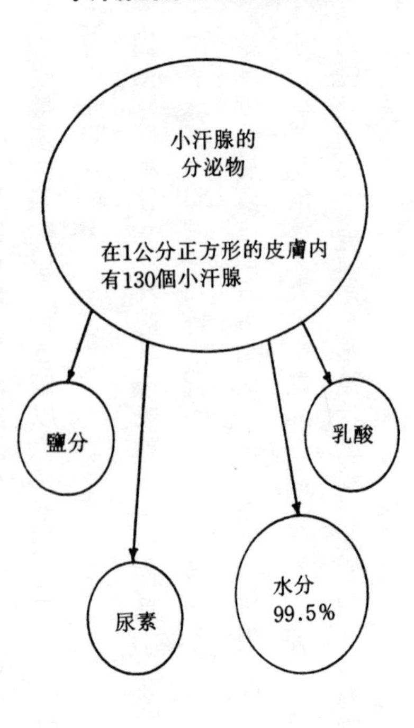

但是，你知道我們隨時隨地都在流汗嗎？「這怎麼可能？……或許你不相信，但這卻是千真萬確的事實。

小汗腺的分泌細胞及皮膚外層，會分泌稀薄的水分，稱為滲透分泌。皮膚表面、包括腋下在內一直都是濕的，理由即在於此。

一般而言，當外界的氣溫升高時，為了調節體溫，發汗作用會增強。此外，精神緊張或興奮也會使發汗作用增強。多半出現在手掌、腳底和腋下，有時在額頭和全身都會出現。

發汗量因人而異，勞動和生活模式也會造成差距，在盛夏時節，平均一天流汗一～二公升，平時走路每一小時會流汗〇·五公升。

汗絶大部份爲水分，没有氣味。但由頂泌腺分泌的分泌物，卻會成爲凶器。頂泌腺分泌的分泌物，原本就是會立刻乾燥的物質。

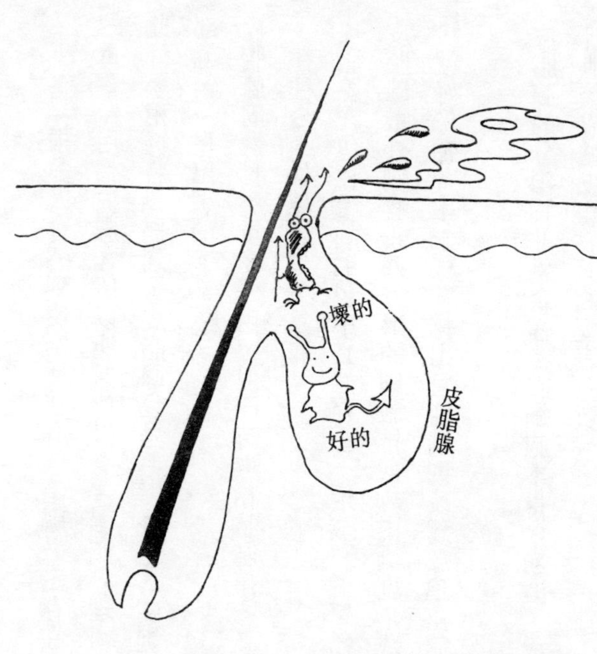

然經小汗腺的汗水稀釋後，狐臭物質會擴散開來，成爲狐臭發生原因的引信。所以，不要認爲而汗是等閒視之——汗和狐臭的發生也具有密切關係。

掌握關鍵之皮脂腺的討厭分泌物

前面說過，令人討厭的狐臭，並不單是由頂泌腺的分泌物所造成，與皮脂腺的分泌物也有密切關係。

談到皮脂腺，「咦，怎麼可

能呢?……」很多人會感到懷疑。在有硬毛處必定存在的皮脂腺，其分泌物具有滋潤皮膚和毛的重要作用。皮膚之所以能保持光滑、濕潤，理由即在於此。

此外，稍後將會提到，皮脂腺也是毛髮發生的關鍵部份，腋毛就是由皮脂腺的排出口(峽部毛鞘)長出來的。

皮脂腺固然具有重要作用，但同時也相當麻煩。狐臭發生的主要原因之一，皮脂腺分泌物，往往令人備感苦惱。

皮脂腺在包住毛的毛包中必然存在，形成一個單體。

皮脂腺最外側有正四方形的細胞排列，內側則形成大小不一的多角形細胞集合爲皮脂腺體，就好像葡萄串一樣。排出管前端則凌駕於頂泌腺之上，通往毛細孔(請參照三十六頁)。

皮脂腺的分泌物非常奇怪。腺細胞本身會崩潰，成爲分泌物由排出管排到毛包內的毛中，排泄後成爲皮膚表面的皮表脂質。

皮脂腺內含有三酸甘油脂、石蠟、角鯊烯等(左圖)，一旦排泄到皮膚表面，就會變成以下成分：

第一，三酸甘油脂在皮脂腺内生成，但分泌時在皮脂腺排出管附近接受强力脂質分解酵素（主要存在於表皮附近的細菌中）的作用，首先分解爲甘油二酸酯，其次分解爲單酸甘油酯，最後分解爲甘油和脂肪酸。

第二，石蠟會分解爲高級酒精，同時釋放出高級脂肪酸。

第三，角沙烯不會產生變化，直接送達體表。

因此，腋下等處的皮表脂質，與其說是皮脂腺細胞所合成，不如說是在排泄過程中，分解出來的脂肪酸等混合而成的，較爲正確。

皮脂腺分泌物也會攻擊你

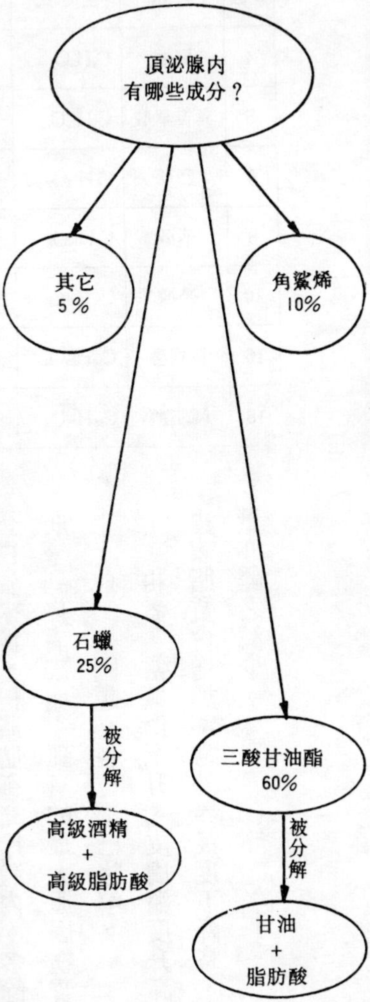

頂泌腺内
有哪些成分？
其它
5%
角鯊烯
10%
石蠟
25%
被分解
高級酒精
+
高級脂肪酸
三酸甘油酯
60%
被分解
甘油
+
脂肪酸

但，一般所說的脂肪酸種類繁多，會散發特有的氣味。脂肪酸的代表種類如上表所示，各個油脂製品均含有其具特徵的氣味。

狐臭是來自這些脂肪酸中的哪一項?目前還無法斷定。不過，和牛、豬、雞肉中所含的低級飽和脂肪酸群一樣，植物油等不飽和脂肪酸在體內遇到氧的毒性時，會形成過氧化脂質，成爲惡臭的原因。

牛肉、豬肉等豐富的飲食生活↓珍貴的蛋白質來源，但脂肪卻充斥體內↓多餘的脂肪來到皮膚表面↓狐臭的最大原因物質誕生——此一構圖想必各位都已瞭解。

再者，當氣溫上升，皮膚溫度升高時，皮表脂質會增加；當外界溫度下降時，分泌量亦隨之減少。

各種脂肪酸

碳數	脂肪酸	分子式	融點	存在處
4	酪酸	$C_4H_8O_2$	－8℃	奶油
5	異吉草酸	$C_5H_{10}O_2$	－37.6℃	海豚油
6	己酸	$C_6H_{12}O_2$	－1.5℃	奶油、椰子油
8	辛酸	$C_8H_{16}O_2$	－16℃	奶油、椰子油
10	癸酸	$C_{10}H_{20}O_2$	31.3℃	奶油、椰子油
16	棕櫚酸	$C_{16}H_{32}O_2$	62.5℃	一般動物油
18	硬脂酸	$C_{18}H_{36}O_2$	71℃	牛脂

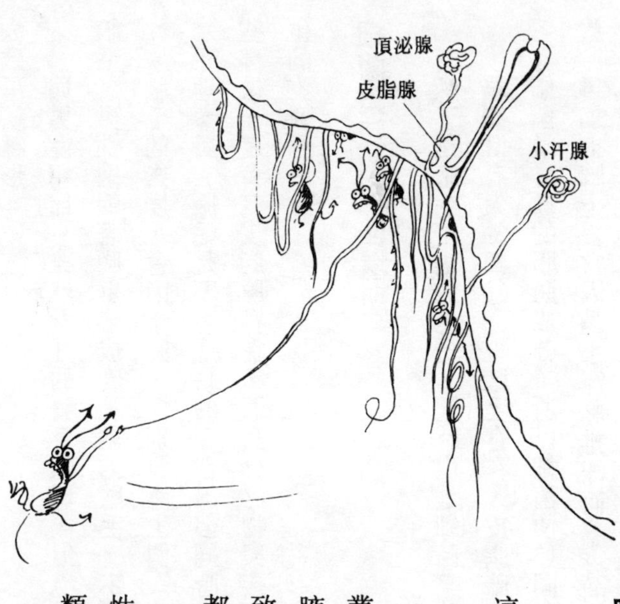

腋毛叢林是彆扭的傢伙

進入青春期後，不論男女都會長腋毛，這與狐臭的發生有密切關係。

腋毛的發生，在幼兒期只有胎毛。在第一青春期非常柔軟，到了第二青春期會形成叢生的密毛，到成熟期則變得捲曲、濃密，腋下的皮膚也完成著色。一般在十六歲時大致完成，到了十七～十八歲，幾乎所有的人都會長出濃密的腋毛。

腋毛的發育具有男女差異，這是第二次性徵的證明，亦即證明已經成爲真正的性人類了。

腋毛的分布範圍，大小各有不同，形狀

大致呈紡錘形。

與男性相比，雖然女性的發育較弱，但境界線分明。女性沿著上臂中心線形成細長的腋毛，男性則朝著胸壁形成廣範圍的腋毛，不過程度會因肥胖情形而有所差別。

腋毛的密度，會因年齡、性別而產生個人差異，單側有四〇〇根左右，可使腋下的汗水迅速蒸發。腋毛是不可或缺的存在，但同時也是非常彆扭的傢伙。那是因爲，腋毛的某些部份一定會有皮脂腺存在，而其分泌物與接下來要介紹的細菌混在一起，便成爲狐臭發生的主要原因。

細菌繁殖的絕佳場所

腋下是腋毛密集的地帶，同時也是細菌繁殖的絕佳場所。

單側既有大約四〇〇根腋毛存在，皮脂腺分泌物自然也達四〇〇，甚或更多。因爲腋下有細菌最喜歡的脂肪成分，所以細菌便如同喜歡甜食的孩子一樣，緊盯著美味的食物不放。再加上腋下經常因爲小汗腺排汗而濕濕的，既有自己喜歡吃的東西，又有喜歡的濕氣，對細菌而言就有如天堂一般，是繁殖的絕佳場所。

腋下是細菌最喜歡的棲息處和繁殖場。這時，皮脂腺的分泌物被細菌中的脂質分解酵素分解，成爲狐臭的原因。

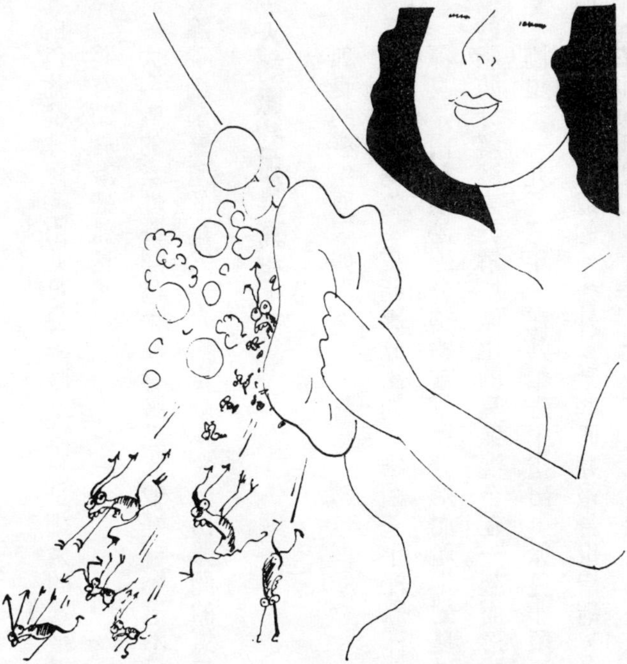

筆者曾針對二十四人進行調查，想要知道腋毛實際存在著哪些細菌。結果發現，腋下的皮膚約五〇%含有葡萄球菌。其中，有病原性葡萄球菌之稱的凝固酶陽性株（黃色株）占四分之一，剩下的四分之三爲凝固酶陰性株（白色株），另外也檢出空中的雜菌。

而在腋毛的毛幹部（毛遊離到皮膚表面的部份），也檢出一〇〇%的葡萄球菌，全都是非病性白色葡萄球菌。由此可見，腋下確實是細菌的繁殖場。所以，經常洗澡、保持腋下的清潔，將有助於減輕狐臭。

大多數的女性都認爲「沒有腋毛比較好」，這不只是爲了美觀而已，沒有腋毛就等於去除了細菌繁殖的巢穴，自然也就不會發出難聞的氣味。

令人討厭的狐臭真相！

狐臭的發生原因如下：

頂泌腺分泌物＋皮脂腺分泌物＋細菌＋小汗腺汗＝狐臭

狐臭是由於頂泌腺分泌物被細菌分解而產生的臭氣，和皮脂腺分泌物的脂肪成分被細菌的脂肪分解酵素分解所產生的臭氣混合在一起而形成的，小汗腺汗則使其散布到周圍。

協里（一九五三年）在其報告中指出，狐臭＝頂泌腺分泌物＋細菌，認爲狐臭是由汗腺的分泌物所形成的。另外，某些研究報告也指稱，臭味是由於分泌於皮表的分泌物被細菌分解而引起的。事實上，光是這樣並不能產生臭味。必須再加上來自皮脂腺的皮脂，形成有臭物質，再透過小汗腺汗開始蒸發，才會產生狐臭。

頂泌汗腺＋細菌

⬇

分解為臭的物質

頂泌汗腺＋細菌＋小汗腺汗

⬇

發散為狐臭

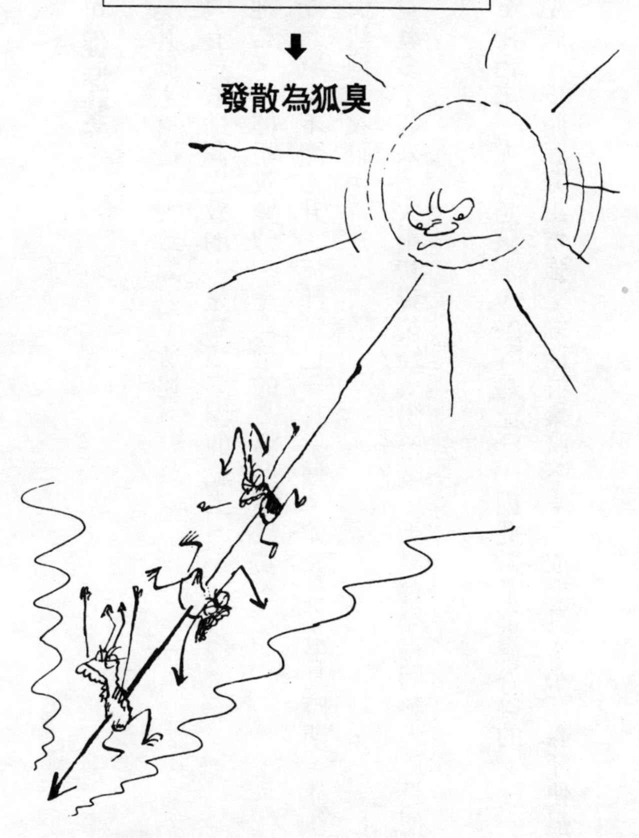

高溫多濕有助於狐臭的發生

不找出真正的原因，永遠無法找出正確的治療法。反之，一旦查明原因，自然就能建立劃時代的治療法。

高溫多濕的風土可促進發汗

令人討厭的狐臭其發生構造，大致如以上所述。

對狐臭的散發具有推波助瀾之效的，是高溫多濕的風土。

日本位居溫暖地帶，年間雨量豐沛，是典型的高溫多濕氣候。

在春夏之交，隨著氣溫不斷上升，流汗量也與日俱增。尤其是在盛夏時期，往往二、三個小時就因流汗而沾濕了衣服。

進入春天，雨量就多了起來，大雨初霽後經太陽一曬，天氣會變得悶熱，於是便容易發汗。

汗水由小汗腺分泌出來。尤其是腋下，最容易流汗，因此常常都濕答答的。

氣溫上升↓頂泌腺、皮脂腺分泌增强↓細菌群聚腋下↓形成惡臭↓小汗腺汗使强烈惡臭朝周圍擴散。

高溫多濕會增強狐臭

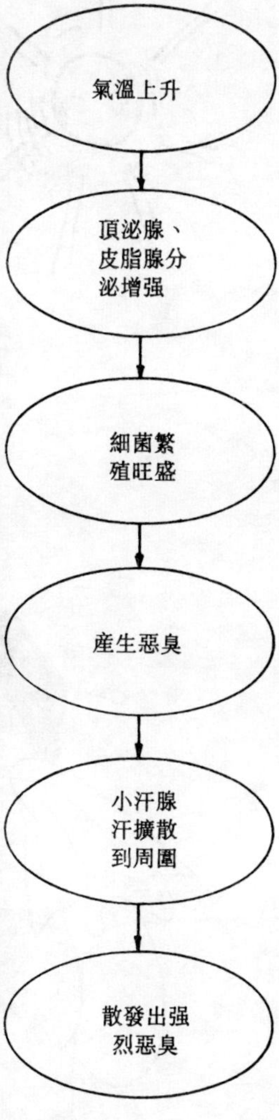

氣溫上升
↓
頂泌腺、皮脂腺分泌增强
↓
細菌繁殖旺盛
↓
產生惡臭
↓
小汗腺汗擴散到周圍
↓
散發出强烈惡臭

現在，想必各位都知道同爲多汗症的手掌多汗症，以及腳悶熱、潮濕時不會發臭的原因了吧！

腋窩多汗症會加速狐臭的產生

狐臭較强的原因之一，在於腋窩多汗症。

此即俗稱的「多汗症」。

手掌經常出汗稱爲手掌多汗症，腋下經常出汗則稱爲腋窩多汗症。

腋下是頂泌腺和小汗腺集中的特殊部位。當氣溫上升或天氣炎熱時，就會流汗。

每個人都會流汗，但只要汗量異常增多才稱爲多汗症。

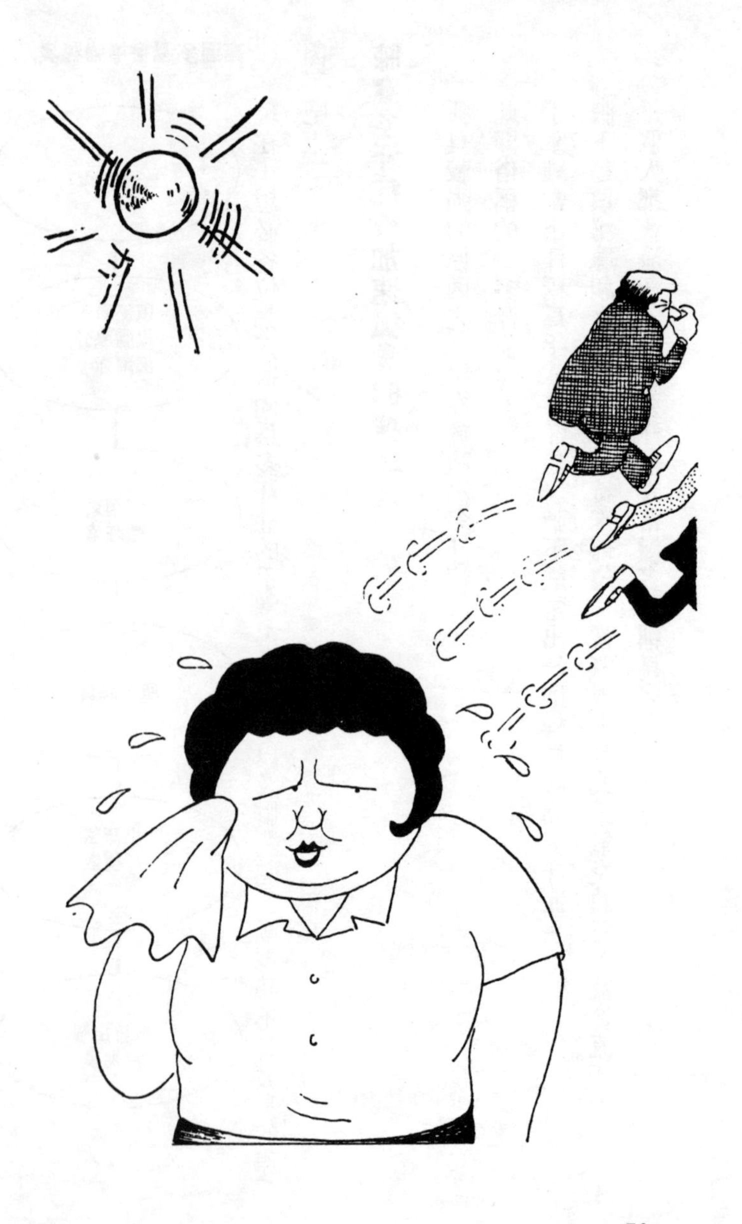

筆者根據長年研究及臨床治療的經驗，將耳垢乾而極度流汗的人，稱爲真性腋窩多汗症；耳垢潮濕而異常多汗的人，稱爲假性腋窩多汗症（狐臭體質者）；耳垢柔軟、異常多汗而有狐臭的人，稱爲真性狐臭患者。

值得注意的是，狐臭患者大多患有腋窩多汗症。

因此，不僅惡臭、異臭的煩惱更深，頂泌腺的色素等分泌物也會對珍貴衣物造成污染。

尤其是女性，身上穿著華麗的衣物，煩惱可就更深了。除了氣味很難去除之外，汗漬還會形成頑固的斑點，令人恨得跳腳。

腋窩多汗症的精神要素極强。

愈是擔心周圍的人不能忍受狐臭，心情愈緊張就愈容易流汗，結果狐臭反而增强，衣物弄髒的情形也愈發嚴重，最後演變爲惡性循環，陷入泥沼中而無法自拔。

狐臭較强的人，多半有腋下多汗的傾向，不僅容易弄髒衣物，惡臭、異臭還會向周圍發散，因此煩惱更加深刻。

■ 2 ■

狐臭為何令人討厭？

氣味刺激人類的構造

在身體散發的異樣氣味中，以狐臭最爲難聞。對任何人來說，這都是一個不容忽視的重大問題。

曾有研究人員將各種氣味加以整理，以人工方式製造出十種基本型態，讓人們試著分

好氣味的順序

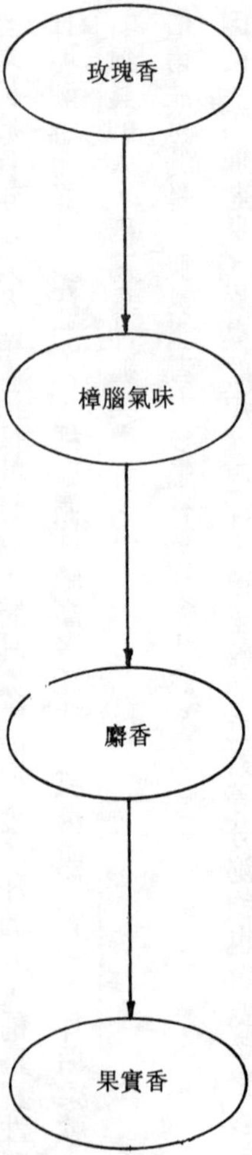

玫瑰香
↓
樟腦氣味
↓
麝香
↓
果實香

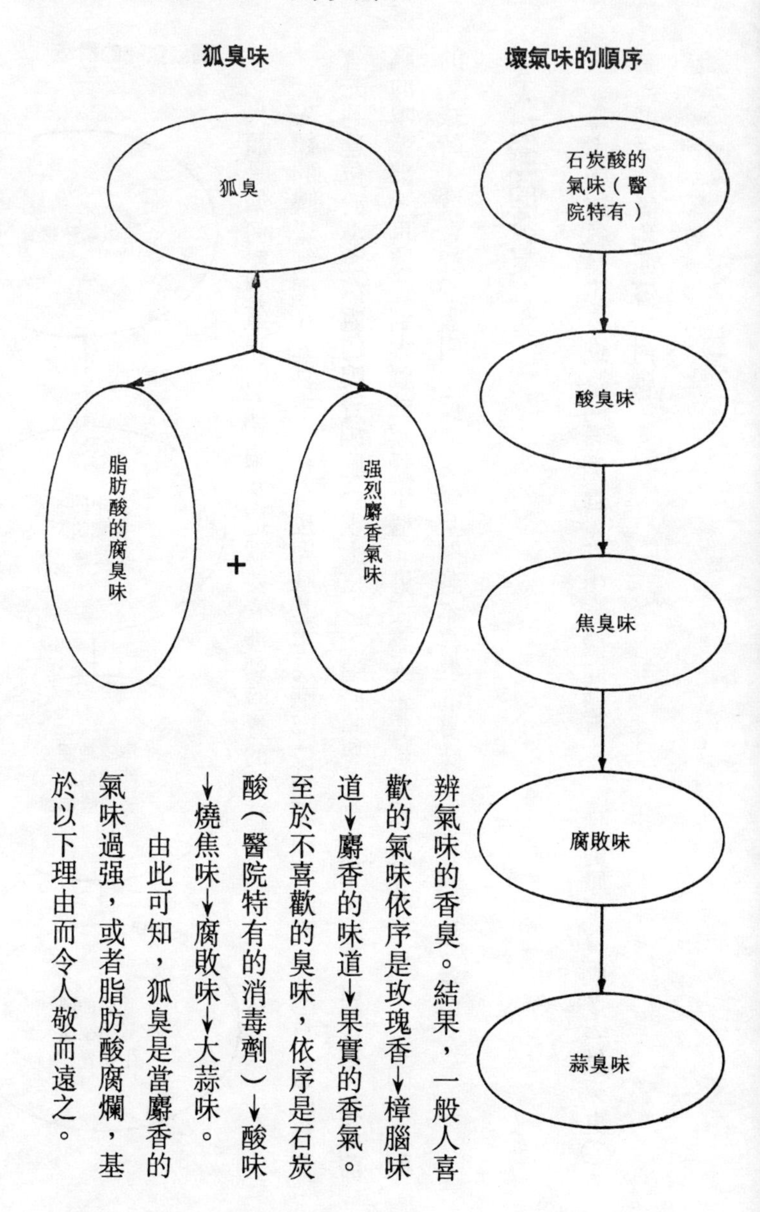

辨氣味的香臭。結果，一般人喜歡的氣味依序是玫瑰香↓樟腦味道↓麝香的味道↓果實的香氣。至於不喜歡的臭味，依序是石炭酸（醫院特有的消毒劑）↓酸味↓燒焦味↓腐敗味↓大蒜味。

由此可知，狐臭是當麝香的氣味過强，或者脂肪酸腐爛，基於以下理由而令人敬而遠之。

聞到氣味的構造

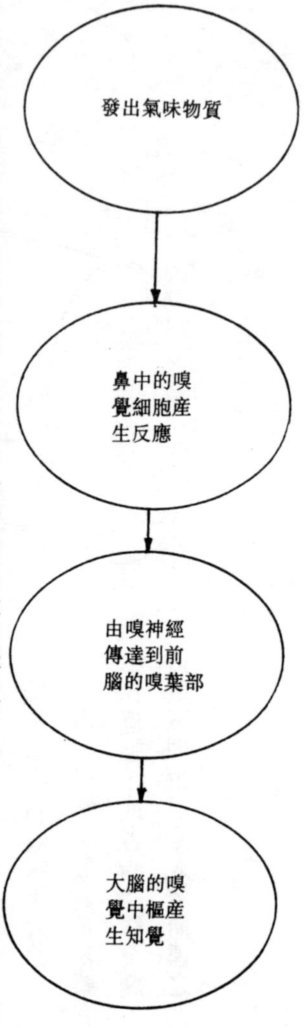

人類是如何察覺氣味的存在呢？這就要牽涉到嗅覺的構造了。

人類的嗅覺細胞在五官中，是直接與腦基本反應部位神經相連的唯一器官。氣味物質會先到達位於鼻腔深處的嗅覺細胞（嗅上皮），這時嗅覺立刻產生反應，由嗅神經到達前腦的嗅葉部，再傳達到大腦的嗅覺中樞，進而讓人感覺到氣味的存在。結果，當聞到喜歡的氣味時，就會深受吸引。反之，一旦聞到不喜歡的臭味，則會蹙眉逃之夭夭。

令人討厭的狐臭

筆者曾對狐臭患者進行問卷調查，其中一個問題是：「你討厭狐臭嗎？」結果九〇．一％的受訪者均回答「討厭」。

同一問題詢問正常人時，回答「討厭」的人達九二%。

由此可見，狐臭不僅本人討厭，也令其他人討厭。

但必須瞭解的是，並不是所有的狐臭都受人討厭。

那便是幽雅的香氣，當其濃度上升，漸漸就會變成難聞的氣味。如果濃度繼續上升，當其撲鼻而來時，往往會令人忍不住想要躲開。例如，玫瑰香氣即是其中一例。

狐臭也是同樣的情形。狐臭的氣息微弱時，並不會令人覺得討厭，甚至還可能吸引他人呢！以男女之間爲例，這反而會成爲吸引異性的性感魅力。

狐臭包括二種型態

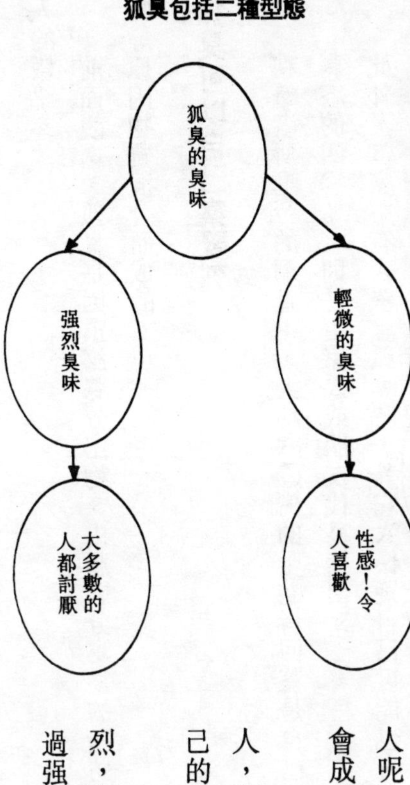

因此，擁有微弱狐臭味的人，非但不必在意，還應該爲自己的得天獨厚感到驕傲。

但，如果狐臭氣味非常强烈，那就又另當別論了。因爲，過强的氣味會刺激嗅覺，招致他人的嫌惡。

前面說過，狐臭是因頂泌腺分泌物、皮脂腺分泌物的脂肪酸腐敗、小汗腺汗的尿素氣味等原因物質混合而成的。

狐臭可以自己察覺到

在筆者所進行的調查中，大約六〇%的受訪者回答是自己察覺到狐臭的存在。剩下的四〇%，則是由家人或朋友代爲指出。

此外，當家中有人罹患狐臭時，其它人懷疑自己可能也有相同情形，於是向專門醫師求助。

另一方面，氣味是具有習慣性的（嗅覺疲勞）。哪些氣味再難聞，一旦習慣以後，也就不覺得難聞了。下面這位患者就是最好的例子。

狐臭的察覺方式

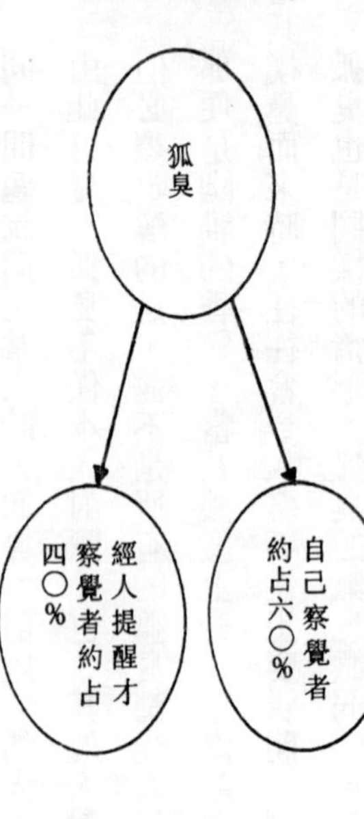

擔任口譯工作的A先生，由於生活在屬於强烈狐臭體質者的家人之中，一直並未察覺到狐臭，當然也不知道自己早在十年前就已經出現狐臭。

職業也會形成特有的體味。

例如，賣魚的人身上會有一股魚腥味，賣醃漬菜的人則有一股醃漬菜的氣味。長年從事某一特定行業時，就會形成體臭，無法輕易去除。

但狐臭卻完全不同。狐臭强烈的人，泡過澡後完全聞不到味道，經過一段時間後味道才會產生，連自己也可以察覺到。

人的嗅覺强弱不一。嗅覺發達的人，任何氣味都聞得到，有時明明狐臭氣味並不明顯，也會意識到它的存在而緊張得冒汗，結果反而加重狐臭。

反之，嗅覺遲鈍的人，雖然自己擁有相當嚴重的狐臭，卻因爲不曾察覺而表現得若無其事。

後者的情形，常常要經人提醒或看到他人對自己敬而遠之才會注意到。

總之，狐臭與嗅覺有很密切的關係。外行人千萬不要任意下判斷，以免使情況惡化。當懷疑「可能是狐臭」時，最好接受專門醫師的嗅覺檢查及狐臭診斷。

■3■

狐臭的煩惱・實際事例

因為狐臭而受人冷落

二十三歲的K小姐，是一位年輕貌美的OL。遺傳了父親的狐臭體質，她在十三歲時也開始出現狐臭。同學們說她：「身上有股蛋糕的味道」，有段時期她還爲此感到得意呢！從高中到大學，她都不曾爲自己具有狐臭而煩惱過。

不料，就在大學畢業進入一家貿易公司工作後不久，體臭突然增强。每次她在辦公桌前坐下，周圍的同事就不停地咳嗽或立刻離開。

「我的狐臭給其他同事帶來困擾，真想不要上班算了！」她想。

檢查的結果顯示，她的狐臭是屬於强度狐臭。因爲剛到一個陌生的環境上班，心情難免會緊張，愈緊張就愈容易出汗，在惡性循環之下，狐臭自然增强。要不是及時處理，恐

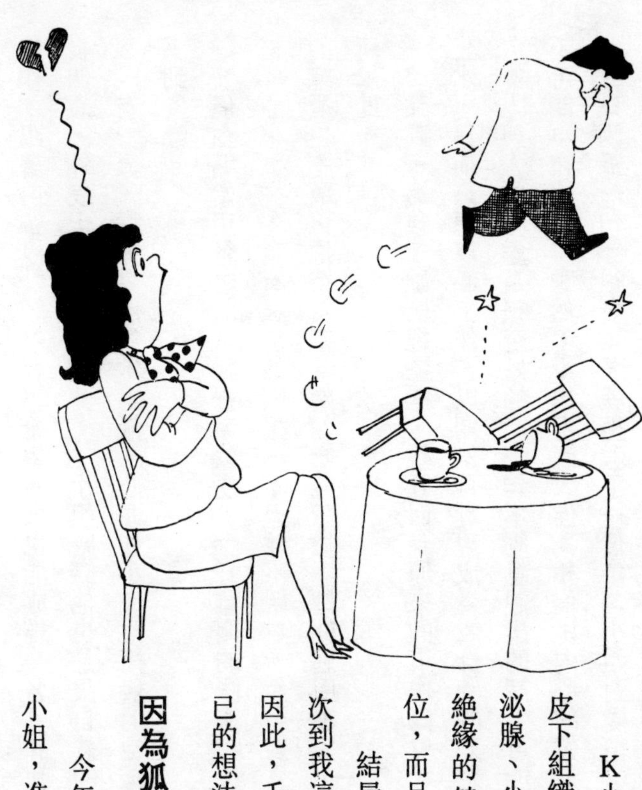

怕她的青春就這麼斷送掉了。

Ｋ小姐藉著由筆者開發的稻葉式皮下組織削除法，完全去除腋下的頂泌腺、小汗腺和皮脂腺，成爲與狐臭絕緣的健康美人，重新回到工作崗位，而且還交了一位男朋友。

結局似乎十分圓滿，不過當她初次到我這兒來時，卻是滿心的煩惱。因此，千萬不要存有只不過是狐臭而已的想法——狐臭實在是太可怕了。

因爲狐臭而導致失戀

今年剛從某大學美術系畢業的Ｔ小姐，進入一家頗負盛名的設計公司工作，跟著前輩設計師學習，希望將來也能成爲一名設計師。這位前輩設計師比T小姐年長四歲，外表十分英俊，因此，T小姐暗戀他也是很自然的事。

有一天，對方突然請她吃飯。心頭如小鹿亂撞般的她，立刻就答應了，於是兩人相偕來到餐廳。

但在開始用餐之前，對方突然說：「好難聞的味道啊！」剎那間，T小姐的心冷了下來。原來，她一直有狐臭的困擾，不過並不嚴重。而今對方的一句話，卻令她產生自卑，對戀愛也不敢再抱持希望。匆匆吃完飯後，她就逃回家去，翌日並向公司請假，到我的診所求助。

住院一週後，她已經痊癒，並且回到原來的工作崗位。可惜的是，她對感情已經心如止水，目前只想專心工作，以期早日實現成爲設計師的夢想。

人與人的相處是很奇妙的。一句不經意說出的話，可能傷了他人的心，以致彼此永遠不可能再在一起。雖然T小姐沒說，但我相信她內心的傷痕永遠也無法磨滅。

只因爲一句「很臭」，就扼殺了一位年輕小姐對愛情的憧憬——狐臭真的非常可怕。

因為狐臭而無法締結鴛盟

已屆適婚年齡卻仍小姑獨處的I小姐，人長得非常漂亮。透過工作銀行上司的介紹，又徵得父母的同意，I小姐答應和對方約在一家餐廳相親。對方學識、人品俱佳，興趣和I小姐也頗為相合。

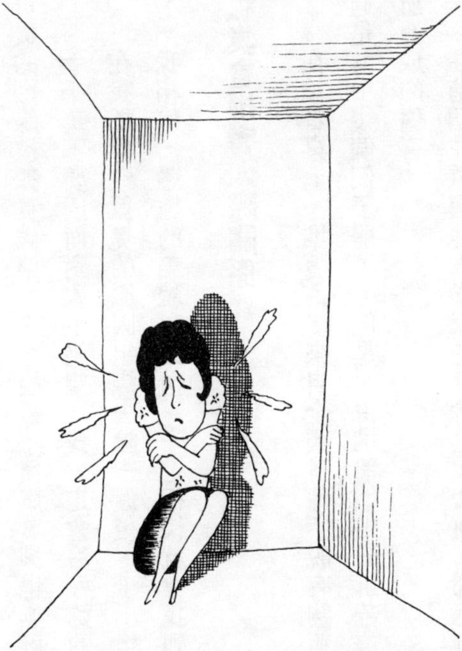

然而，相親過後一連多日，對方都没有任何回音，令I小姐感到頗為失望。上司也覺得很抱歉：「這件事就算了吧！」詢問之下，才知道原來是對方討厭她的體臭。深受打擊的I小姐，立刻向銀行請假，來到筆者的診所接受檢查。

檢查結果證實，I小姐是屬於狐臭和腋窩多汗症。眼見一樁原本可成的姻緣被狐臭破壞，I小姐雖感憤慨，卻也無可奈何。

「千萬不要因而對人生絕望，我一定會治好妳的。」

在我把導致狐臭的原因組織去除一週後，I小姐的狐臭完全消失，傷口也很快地復原了。我相信，憑她的美貌和柔情，一定很快就會找到很好的對象的。

狐臭會損害人際關係

在筆者桌上，堆著許多來自全國各地訴說有關狐臭煩惱的信件。先前所列舉的，只不過是其中幾個例子罷了。但是，由堆積如山的訴苦信件，我真實地感受到狐臭對人際關係所造成的傷害。

在這個注重與他人聯繫的社會裡，任何人都不可能遺世獨立。

許多人聚在一起工作或學習、愉快地生活，是社會生活的基本型態。

這時如果出現一個全然異質的體臭者，衆人的嗅覺受到刺激，可能會露出厭惡的表情，對此人敬而遠之。可以說，體臭，尤其是強烈的狐臭，不論男女都會令人討厭。

如此不但會損害人際關係，最後甚至會從人群中被孤立。

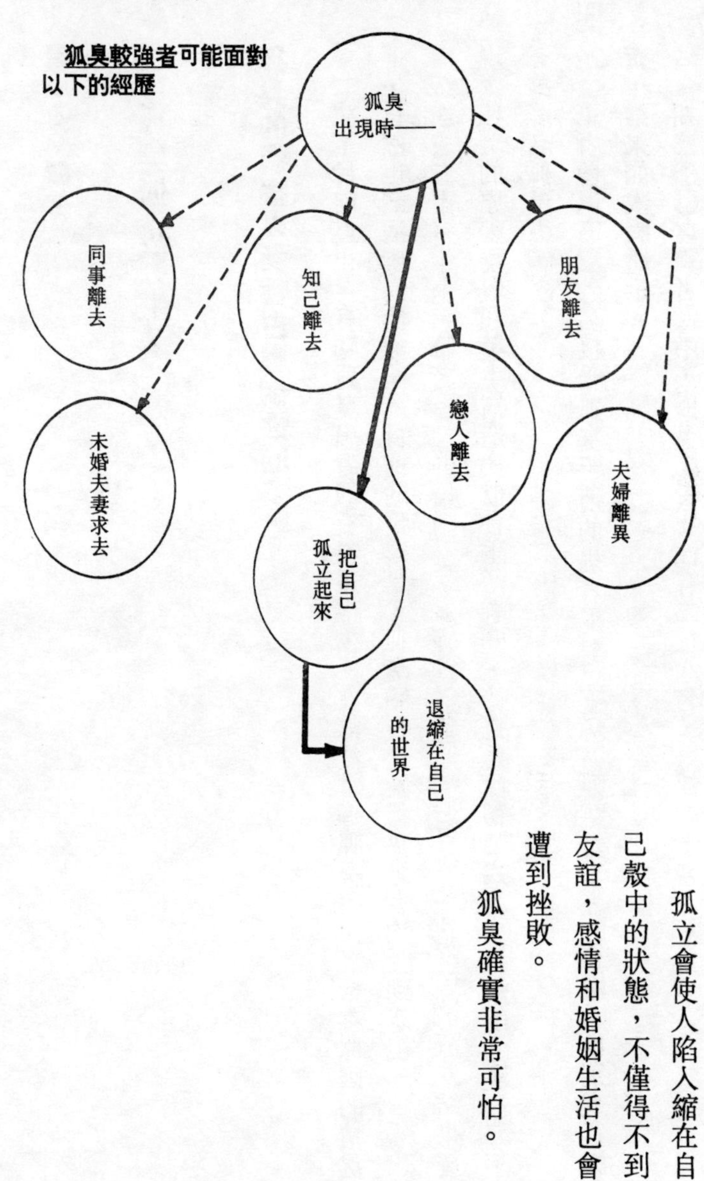

孤立會使人陷入縮在自己殼中的狀態，不僅得不到友誼，感情和婚姻生活也會遭到挫敗。

狐臭確實非常可怕。

■4■ 狐臭何時發生？

狐臭的煩惱以女性占壓倒性的多數

截至目前爲止，有關狐臭患者的資料還很少。在無法掌握狐臭發生之根本原因的情況下，自然也無法確立治療法。目前的情形是，狐臭體質者及狐臭患者均受到忽視。

過去二十多年來，筆者一直針對體臭，尤其是狐臭，進行研究和臨床治療。結果發現，狐臭的原因物質和發生構造與飲食生活有關，於是藉由稻葉式皮下組織削除法治好了三萬多名狐臭患者。

筆者曾以三〇〇名接受狐臭手術的患者爲對象，針對狐臭發生的年齡、性別進行調查，結果如次表所示。

在三〇〇名患者當中，狐臭患者女性有二三八名、男性三十名。

耳垢乾燥的腋窩多汗症患者女性三十名、男性二名。

依年齡別來看，屬於狐臭的患者，最年輕的只有八歲，共有四例；國中生十四例、高中生十七例、十九～二十五歲者一三八例，之後患者逐漸減少，最高齡者爲五十六歲。

腋窩多汗症患者的性別、年齡分布，大致和狐臭一樣，以青年層居多。

由這項調查可以知道，狐臭患者以年輕人居多，其中又以年輕女性占壓倒性的多數。

狐臭患者以女性居多　（以300人為對象）

年齡＼性別＼疾病	狐臭		腋窩多汗症	
	女性	男性	女性	男性
8～12（小學生）	4	0	0	0
12～15（國中生）	14	1	2	0
16～18（高中生）	17	1	1	0
19～25	138	19	17	2
26～35	48	6	7	0
36～45	10	3	3	0
46～55	6	0	0	0
55～以上	1	0	0	0
計	238	30	30	2

不過，這是由實際接受手術者所得到的統計結果。這可能是因爲女性對狐臭的煩惱感覺較爲强烈，故接受治療的人較多所致。

筆者又針對一〇七〇名正常人進行調查，結果發現男性六二八人中有五十人、女性四四二人中有五十七人有狐臭症狀。全部狐臭人數共一〇七人，相當於一〇％。

根據這二項調查可以發現，狐臭在男女身上都會發生，但以女性居多。這可能是因爲女性乳房發育速度較男性快、又比較神經質的緣故。

（以男性628人，女性442人爲對象）

	男		女		男＋女	
	人數	%	人數	%	人數	%
狐臭	50	7.96	57	12.8	107	10
正常	578	92.04	385	87.2	963	90
計	628	100.00	442	100.0	1070	100

狐臭的發生年齡與初潮的關係

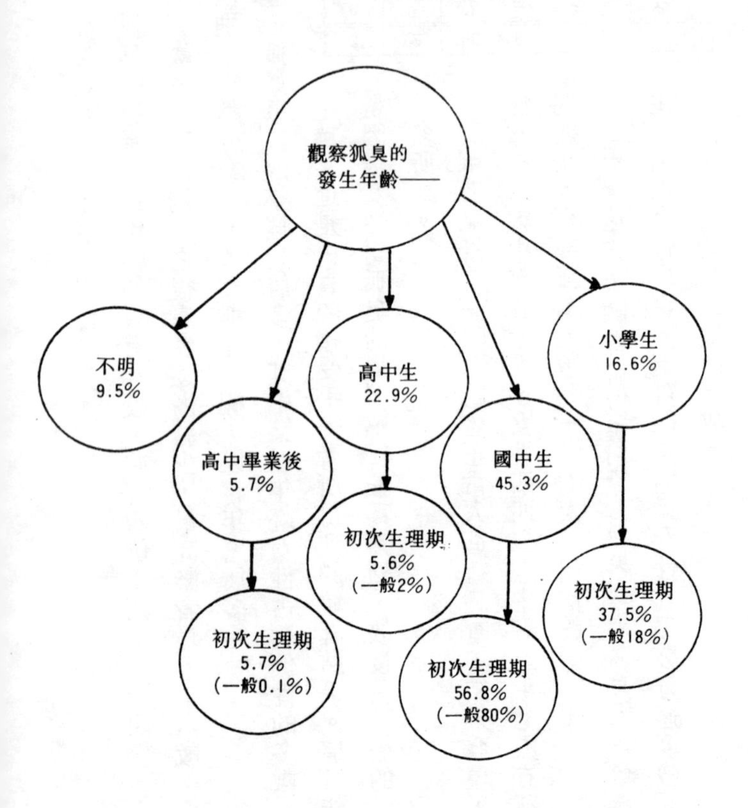

狐臭從幾歲開始？

首先我要聲明，表中的年齡是治療時的年齡，意味著狐臭剛開始出現的年齡。

狐臭與乳房發育具有密切關係。因此，在乳房尚未完全發育以前，狐臭不可能發生。或許兩者是受到相同荷爾蒙的影響而同時發達吧？結果，從發生率來看，小學生爲十六・六％、中學生爲四五・三％、高中生爲二一・九％。

再就與初潮（月經）之間的關係來看，小學生三七・五％、中學生五六・八％有狐臭現象。與一般統計的十八％相比，狐臭患者的初潮，明顯地有提早的傾向。

由此可知，狐臭最初發生的年齡，是在小學、國中、高中時代，以年輕人占多數。再者，國中、高中時代正值多愁善感的青春期，因此較容易發生。不論男女都可能面臨狐臭的煩惱。有些學生甚至因爲狐臭受人厭惡，因而「討厭上學」，成爲拒絕上學的孩子。

狐臭以普通體格的人最多

一談到狐臭，很多人立刻會聯想到肥胖，事實上這種想法並不正確。

狐臭以何種體格者居多？

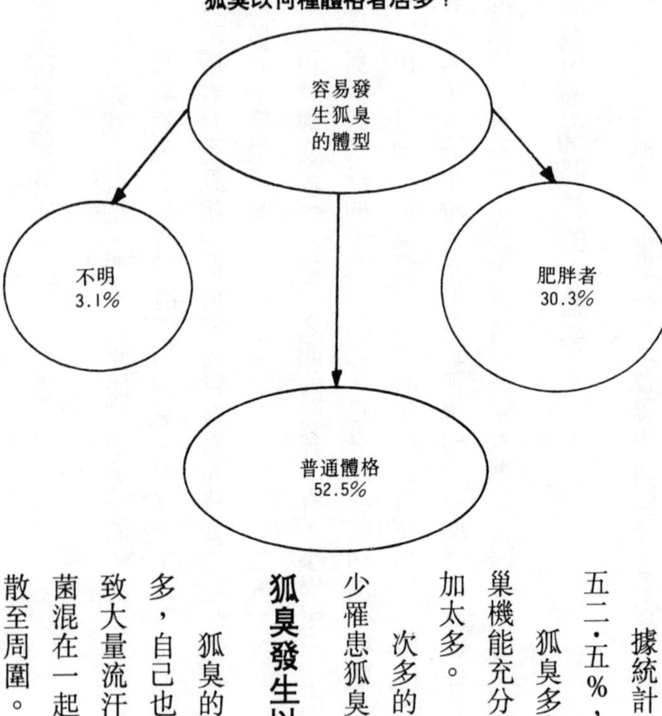

據統計，普通體格者罹患狐臭的比例爲五二·五％，占全體的一半以上。

狐臭多半在青春期以後出現，但這時卵巢機能充分發揮作用，因此，體重並不會增加太多。

次多的是肥胖型的人，身材瘦削的人較少罹患狐臭。

狐臭發生以夏天最多

狐臭的發生，以氣溫升高的盛夏時節最多，自己也能察覺到。這是因爲，酷暑會導致大量流汗，頂泌腺、皮脂腺的分泌物與細菌混在一起，並藉著小汗腺汗將難聞的氣味散至周圍。

狐臭會受到季節的影響嗎？

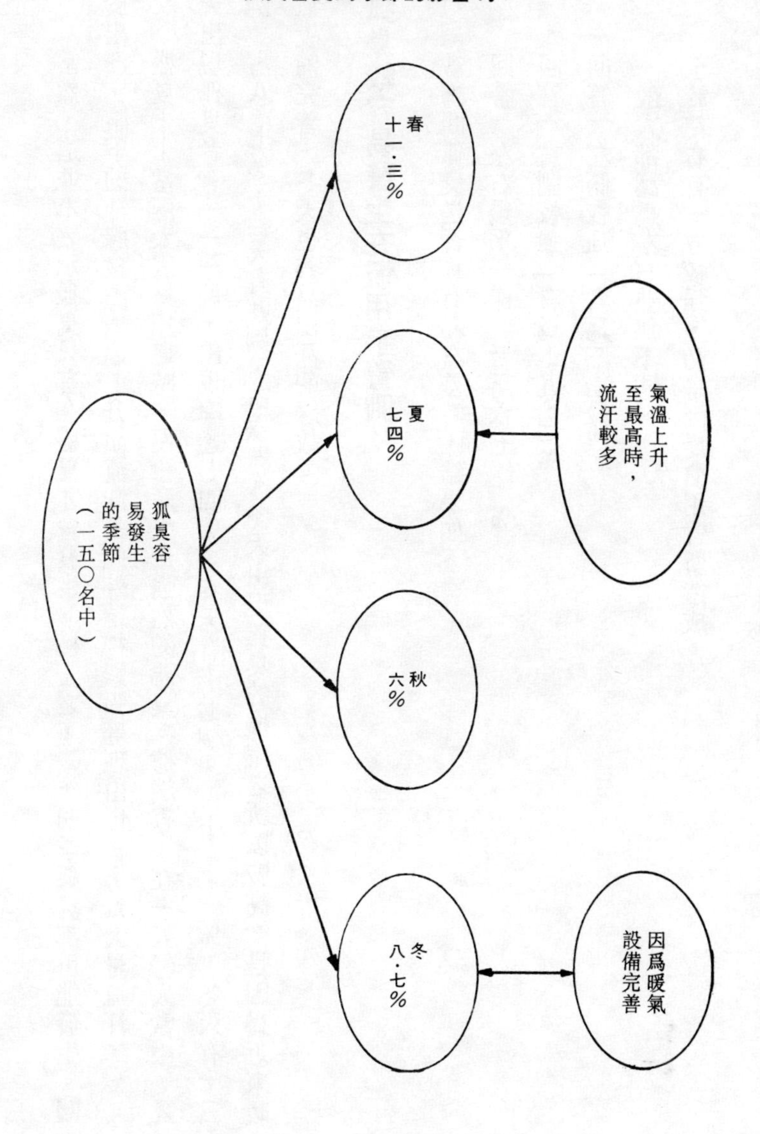

當然，這並不表示狐臭只有在盛夏才會發生。極言之，一年四季狐臭都可能發生。關於出汗，腋下的汗腺會因氣溫上升而流汗，此外精神緊張等理由也會導致大量流汗。

盛夏——當兩大因素相遇時，便會產生最強烈的惡臭。據調查，在一五〇人當中，夏天出現狐臭者有一一一例，出現率達七四%，春天有十七例、占十一·三%，冬天有十三例、占八·七%，秋天有九例、占六%。冬天出現狐臭的機率之所以較高，是因爲近來暖氣設備完善，冬天也容易出汗的緣故。

狐臭較容易發生在慣用手臂側

當詢問狐臭是否具有左右差時，結果如下：

回答「左右幾乎一樣」者爲六七·一%

回答「右側較强」者爲十九·七%

回答「左側較强」者爲三·六%

一般人都認爲左右並無不同。

至於左右有一方較强，乃是因爲慣用臂所造成。

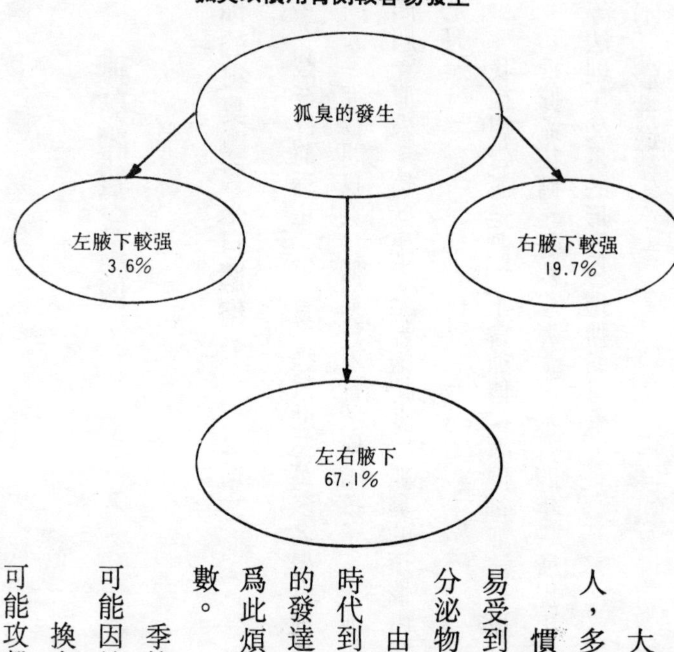

大體而言，回答右側較容易發生狐臭的人，多半慣用右手。反之亦然。

慣用臂因爲經常活動的關係，腋下較容易受到刺激，腋毛和皮脂腺分泌物、頂泌腺分泌物均告增加，因此狐臭的發生度增强。

由上述可知，狐臭的發生以國中、高中時代到二十幾歲最多，這與頂泌腺、皮脂腺的發達有密切關係，不具有男女差異，但是爲此煩惱者，卻以年輕女性占壓倒性的多數。

季節方面以盛夏最爲常見，其它季節則可能因精神因素而產生狐臭。

換言之，令人討厭的狐臭，隨時隨地都可能攻擊你的腋下。

■5■

狐臭體質會遺傳

你的狐臭體質來自遺傳

截至目前爲止，筆者已經幫助三萬多名患者從狐臭的煩惱中解放出來。所有接受手術的人，都會問我：「狐臭會不會遺傳給孩子」，或是「動過手術以後還會不會遺傳？」等問題。原來，這些患者全都抱持著「狐臭的煩惱由我承受即可，千萬不要傳給下一代」的心理。

我很想告訴他們「不會遺傳」，但卻無法這麼做。因爲，狐臭確實會遺傳。

根據孟岱爾（一八二二～一八八四年）所提出的優性遺傳、劣性遺傳、伴性劣性遺傳等法則，父母的形質會遺傳給子女。

(1) 優性遺傳

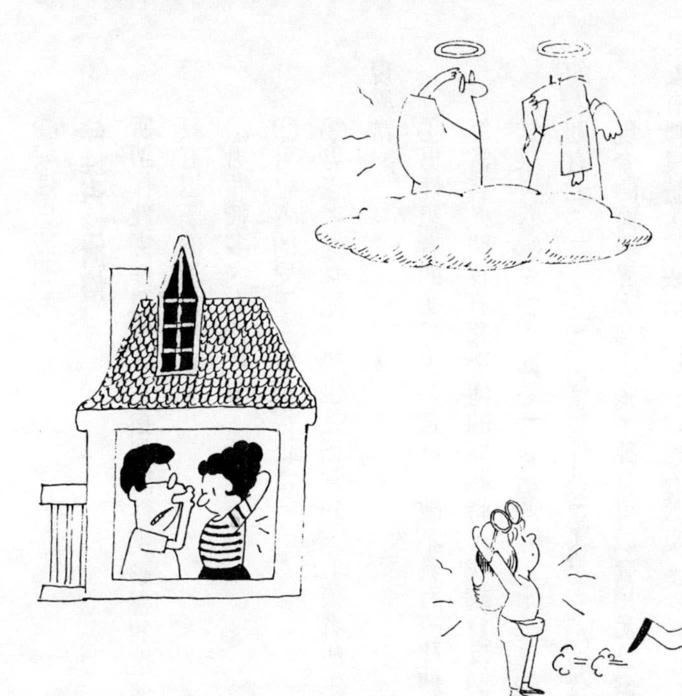

優性遺傳是指：

①與父母中的一方具有相同疾病。

②同胞罹患率爲一：一。

③健康者所生之子女亦很健康。

④與性別無關，男女出現的數字相同。

⑵ 劣性遺傳

劣性遺傳是指：

①通常父母雙方都正常。

②同胞罹患率爲三：一。

③家族內同症患者較少。

④血親結婚者所生之子女較多出現。

⑤與性別無關。

(3) **伴性劣性遺傳**

所謂伴性劣性遺傳，是指伴隨性別影響的遺傳因子會傳給後代，包括色盲、血友病等。具有以下的遺傳形式。

①男性較多、女性較少。

②男患者的兒子一般都很正常。

③男患者的女兒一般也是正常的，但後者所生之兒子（孫男）、女兒（孫女）卻會出現異常。

④男性患者的父母大多正常，故不具有一代傳一代的影響力。

每當有人問我有關遺傳的問題時，我總會反問對方有何看法。結果，八〇%的人回答「會遺傳」，十三%的人認爲「不會遺傳」，回答「不知道」的人則有七・二%。這些患者並非醫學專家，但是他們的答案都很正確。

現今的醫學界大多主張，狐臭可以套用孟岱爾的優性遺傳法則。根據此一法則，當子女有狐臭時，就表示父母一定也有狐臭。

但根據筆者的調查研究，狐臭患者中合乎孟岱爾的優性遺傳法則的，約占八〇%，其餘的二〇%，父母或兄弟都未罹患狐臭。而孟岱爾法則中的優性遺傳，是父母有一方出現狐臭時，子女出現狐臭的機率約爲半數，亦即五〇%。若父母均爲狐臭者，則子女出現狐臭的機率爲八〇%。

筆者的調查結果，並不完全合乎孟岱爾的法則。有關狐臭是不是會遺傳給子女，由於無法檢查父母的耳垢，因此無從得知正確答案。不過，耳垢柔軟、屬於狐臭體質，但並未出現狐臭的人，比例達二〇%，由此可見狐臭未必百分之百來自遺傳。

耳垢與狐臭遺傳的關聯

耳垢乾燥者稱爲「乾性耳垢」，耳垢潮濕者稱爲「軟性耳垢」，兩者均來自遺傳。這是常染色體性優性遺傳的結果，耳垢濕軟的人，終其一生不會改變，是以醫學部門常利用耳垢來鑑定親子關係。

耳垢與狐臭之間具有密切關係。由耳垢的狀態，就可以知道狐臭的遺傳。狐臭患者的耳垢，幾乎都是軟的，屬於「軟性耳垢」。但，這並不表示耳垢軟的人全部都有狐臭。

耳垢柔軟從出生便是如此，而且會持續一生，狐臭則是在青春期以後產生。

根據孟岱爾法則，我們從很早以前就知道兩者之間多少有點差距。由於還有很多尚未解決的問題，因此筆者乃與皮膚遺傳學權威，廣尾醫院的西田尚史博士共同進行研究。研究的主題是：軟性耳垢與狐臭真的是同一染色體的變化，抑或是不同染色體的變化呢？

筆者針對四〇〇名狐臭患者進行具體調查。首先要知道的，是同一家族罹患狐臭的比例。結果如左表下所示，在二八九個家族中，出現狐臭患者的機率為七二·二五％。

父母及兄弟都沒有狐臭，只有自己出現狐臭的，在一一一個家族中占二七·七五％。獨生子除外，有兄弟姐妹的人，在六十三個家族中，出現的機率為十五·七五％（調查耳垢狀態時，發現父母、兄弟的耳垢是軟的）。

以上資料再根據男女性別分類，結果如表中所示。因為狐臭在青春期以後才會出現，故將包括未成年者在內的家族表中的②除外，家中只有獨子者則將③除外，結果如表中的①所示。這麼一來，既不需要再修正年齡，進行統計、檢討時也很方便。

現在，我們就來看看子女出現狐臭的機率有多少。

有關家族罹患率的各家報告

		大野 (1907) %	足立 (1935) %	伊藤澤田 (1936) %	東大 (1942) %	吉弘 (1942) %	高見 (1960) 人數 %	稻葉、西田 (1973) 人數 %	平均
單親	父親	20			33	55 30	13 46.42	124 31	32.08%
	母親	28			24	50 27.3	8 28.57	108 27	26.97
	計	48	80	71.4	57	105 57.3	21 74.99	232 58	63.81
雙親⊕						11 6		16 4	5
雙親⊖		36				26 14.2	6 21.42	41 10.25	20.47
家族罹患率		84	80	71.4	57	142 77.6	27 96.43	289 72.25	76.95
散　發　例						41 22.4	1 3.57	111 27.75	17.91
計						183 100	28 100	400 100	

表－5　家族罹患率(400例中)

		家族	%		男性 ①	男性 ②	男性 ③	男性 計	女性 ①	女性 ②	女性 ③	女性 計
父親		124	31	父親	12		1	13	78	16	17	111
母親		108	27	母親	10		2	12	57	15	24	96
父母⊕		16	4	父母⊕	1			1	11	1	3	15
父母⊖		41	10.25	父母⊖	11			11	29	1		30
家族罹患率		(289)	(72.25)	家族罹患率	(34)		(3)	(37)	(175)	(33)	(44)	(252)
散發例	單一子	48	12	散發例 單一子			5	5			43	43
		63	15.75		7			7	44	12		56
計	400		100	計	41		8	49	219	45	87	351

父母中有一方為狐臭者遺傳機率約五〇％

由以上叙述可以知道，父母中一方有狐臭時，子女出現狐臭的機率爲五五·一％，接近單親時的期待值（亦即根據孟岱爾法則應該出現的數值）的二分之一。

當父母中有一方有狐臭時，遺傳給子女的機率爲五〇％。

也就是說，如果你有狐臭，而你的配偶沒有狐臭，那麼遺傳給子女的機率約五〇％。

父母都有狐臭時，遺傳機率約為八〇％

如果父母都有狐臭，則遺傳機率約爲期待值的四分之三，亦即八一·三九％。

換言之，當父母都有狐臭時，遺傳給子女的機率約爲八〇％，機率不斷向上提升。

如果你結婚，而雙方又都有狐臭的情形，那麼子女出現狐臭的機率約爲八〇％。

總之，遺傳性的狐臭具有優性遺傳的形式，會按照孟岱爾法則出現。

另一方面，耳垢屬於完全優性遺傳，因此乾耳垢的父母，絕對不可能生出屬於軟性耳垢的子女。

第三章

輕鬆減輕狐臭的食物療法

——你的飲食生活會強化狐臭——

■ 1 ■

歐美式飲食生活是狐臭的元凶

為什麼是歐美式飲食？

現在，歐美式飲食生活似乎已在國內定型。

不論是在都會區或郊外，幾乎都可以找到販賣美、英、法、德、義大利等國料理的餐廳。對於充滿異國風味的料理，國人似乎情有獨鍾。在不知不覺中，歐美式飲食已然蔚爲風潮。

歐美式飲食風潮很快地蔓延到各個家庭，肉類料理成爲餐桌上的常客。不但孩子們喜歡吃肉，年輕人和老年人也一樣享受肉類料理之樂。如今，吃肉已經成爲國人的飲食習慣之一。

事實上，肉類料理是各種成人病，以及令人討厭的狐臭發生的元凶。

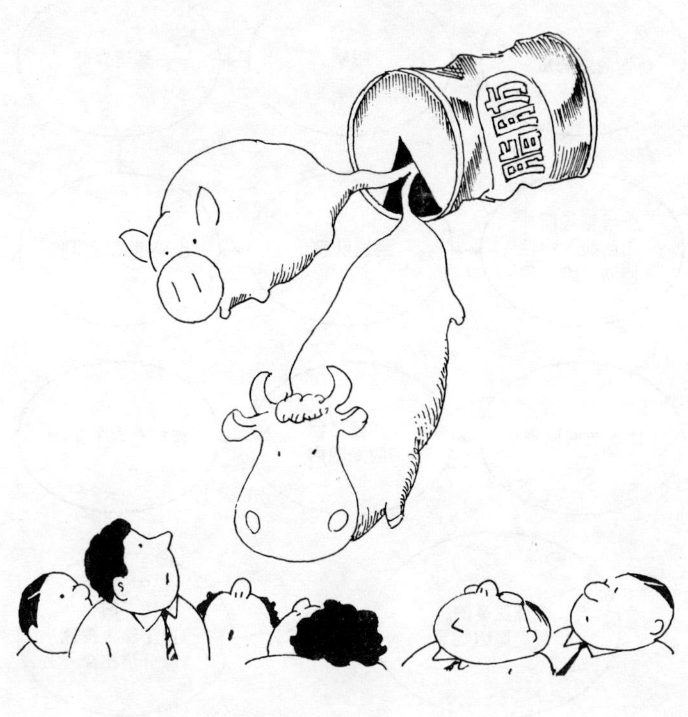

肉類為脂肪的凝固體

肉類是重要的蛋白質來源，蛋白質極高。例如，牛肉的蛋白價爲九十八、豬肉爲一〇〇。蛋白質是製造、維持身體不可或缺的營養素之一。與此同時，各種肉類中均含有豐富的脂肪成分。一塊肉中，白色的部份是脂肪，瘦肉部份在顯微鏡下一看，會發現其中也填塞了許多脂肪，而且全都是飽和脂肪酸。

吃肉時，不單攝取了蛋白質，同時也攝取其中的飽和脂肪

脂肪成為狐臭的原因物質

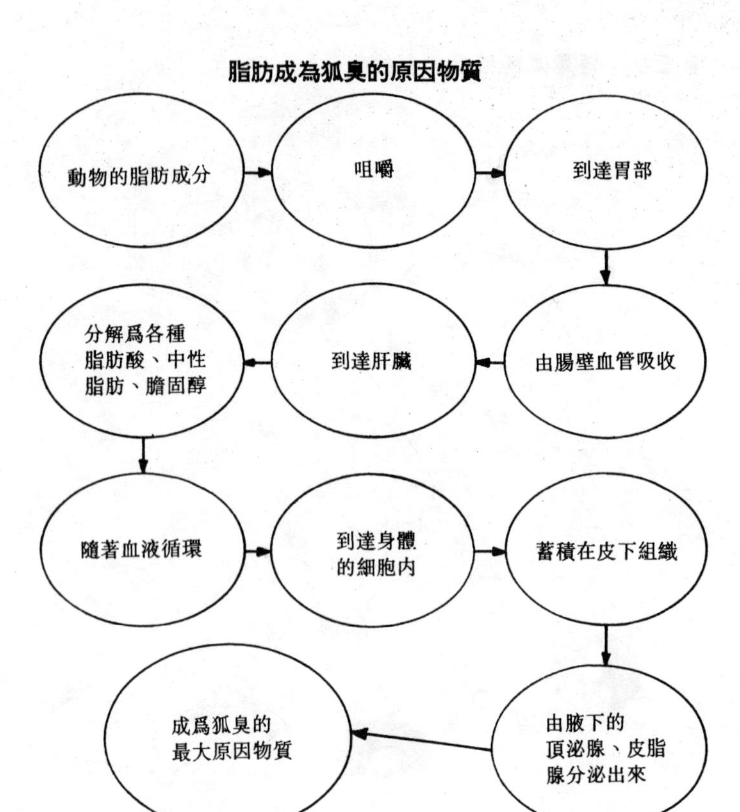

酸。

脂肪成分經口攝入，咀嚼後到達胃部，經腸壁的門脈吸收後到達肝臟，各種脂肪酸、中性脂肪、膽固醇在此被分解，然後隨著血液循環到達體內各個細胞，成爲動脈硬化、心臟病、腦中風、癌症等各種成人病的原因。

此外，多餘的脂肪還會蓄積在皮下組織導致肥胖，並出現在頂泌腺、皮脂腺等處，成爲頂泌腺分泌物的一部份，也成爲皮脂腺的脂肪分泌物。

由此即可證明，飲食內容是

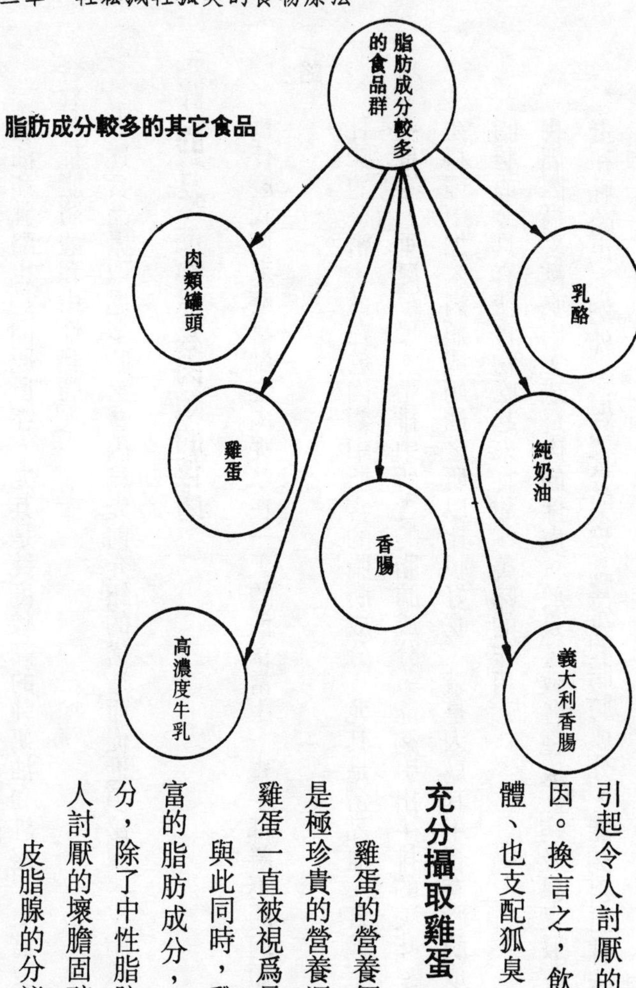

引起令人討厭的狐臭的最大原因。換言之，飲食生活支配身體、也支配狐臭。

充分攝取雞蛋、奶油、乳酪

雞蛋的營養價高達一〇〇，是極珍貴的營養源。長久以來，雞蛋一直被視爲最佳的營養素。

與此同時，雞蛋中也含有豐富的脂肪成分，尤其是蛋黃部分，除了中性脂肪以外，還有令人討厭的壞膽固醇。

皮脂腺的分泌成分中，含有脂肪酸、中性脂肪和膽固醇，這是不容忽視的事實。

奶油和乳酪也是問題所在。尤其是純度較高的純奶油和乳酪，更需要注意。因爲其中含有各種脂肪酸和中性脂肪。

上述食品攝取過多時，會因爲先前介紹的構造而促進頂泌腺、皮脂腺的脂肪分泌。

脂肪的甘味使你成為肉類的俘虜

爲什麼我們那麼喜歡吃肉呢?在一天的飲食當中，幾乎都離不開肉類、蛋、奶油或乳酪。

甘味的秘密，就在於肉類中所含的脂肪成分。尤其是帶點血、含豐富脂肪的牛排的甘味，更是令人垂涎三尺。牛排中所含的脂肪成分，能夠引出牛排的美味。

在料理中加入肉類或奶油之所以比較好吃，就是因爲其中含有脂肪成分。

脂肪成分具有使食物吃起來甘甜、美味的作用。

我們因爲喜歡吃肉，成爲肉的俘虜，於是導致各種成人病及狐臭發生。

蛋和乳酪也不例外。這類食品含有豐富的脂肪成分，能夠引出甘味，使人成爲其俘

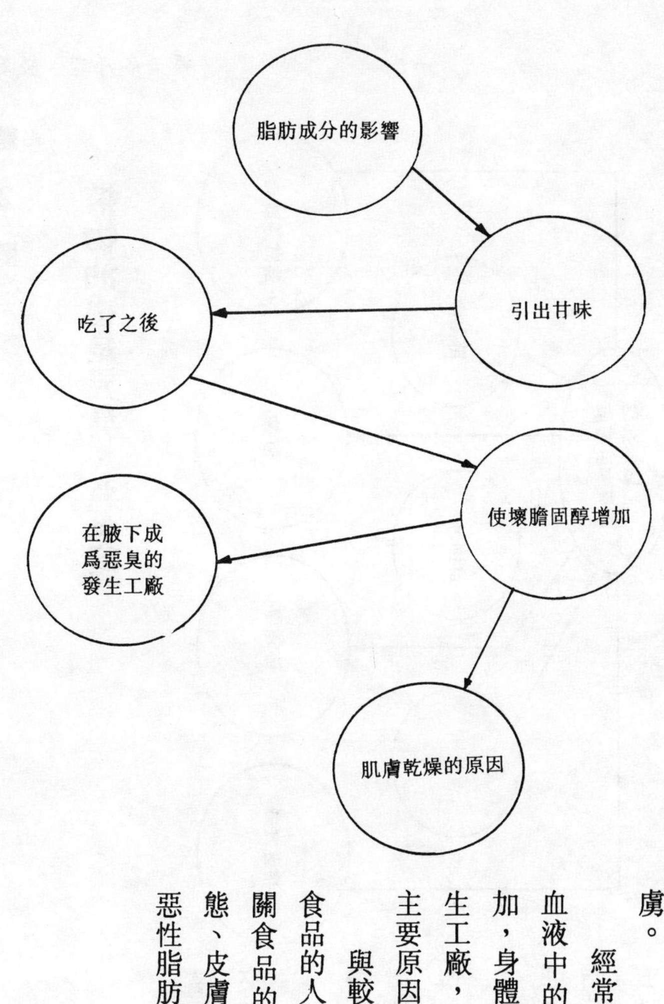

膚。

經常攝取上述食品的人，血液中的壞膽固醇會不斷增加，身體成爲異臭、惡臭的發生工廠，也是導致肌膚乾燥的主要原因。

與較少攝取肉類等動物性食品的人相比，常吃動物性相關食品的人，較容易呈現老態、皮膚較爲乾燥，這是因爲惡性脂肪攝取過多的緣故。

■2■ 植物油也是異臭、惡臭源

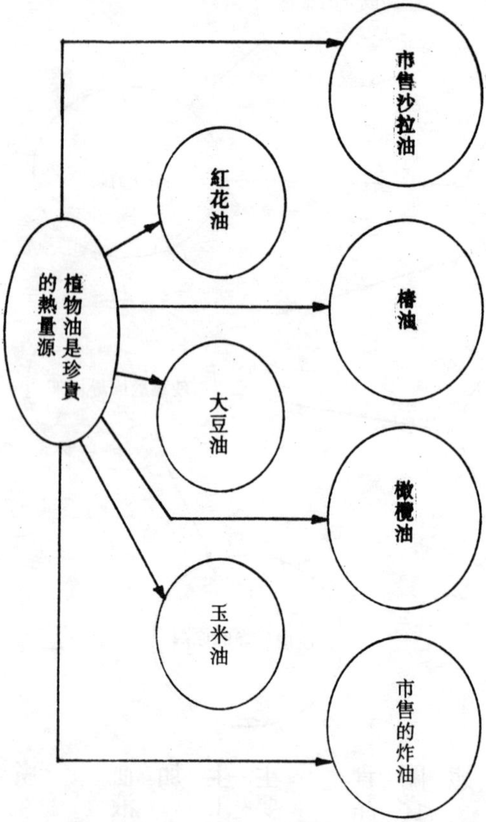

植物油是珍貴的熱量源
紅花油
大豆油
玉米油
市售沙拉油
椿油
橄欖油
市售的炸油

植物油是珍貴的熱量來源

肉類中所含的脂肪、飽和脂肪酸，會對身體造成妨害，成爲異臭、惡臭的發生源。

那麼，這是否表示我們應該完全避免攝取脂肪呢？當然不是。因爲，脂肪是使身體每天都充滿活力所不可或缺的物質。

目前植物油備受矚目。具體而言，紅花油、菜籽油、大豆油、玉米油、椿油、橄欖油等均爲不飽和脂肪酸。椰子油和肉類一樣，屬於飽和脂肪酸，對身體並不好。

這些植物性油脂，能使身體的活動旺盛，是珍貴的熱量源。

植物油能降低壞膽固醇

植物油具有降低因肉類攝取過多而積存在體內的壞膽固醇的作用。

膽固醇是細胞及神經纖維的重要構成成分，也是性荷爾蒙和維他命D的原料，對身體而言不可或缺。大多在肝臟合成，在一〇〇CC的血液中含有一五〇～二〇〇毫克，並保持一定的濃度。

當從食物中吸收太多膽固醇時，會抑制膽固醇的合成。因此，除了血中的膽固醇值病態增高的人以外，一般人還是可以攝取肉類、蛋等含膽固醇較多的食品。

然而，當血液中的飽和脂肪酸增多時，會促進膽固醇的合成。牛、豬等四腳動物的脂肪攝取過多，因貯藏的脂肪增加而肥胖時，就會引起這種情形。

脂肪的分類及對身體的作用

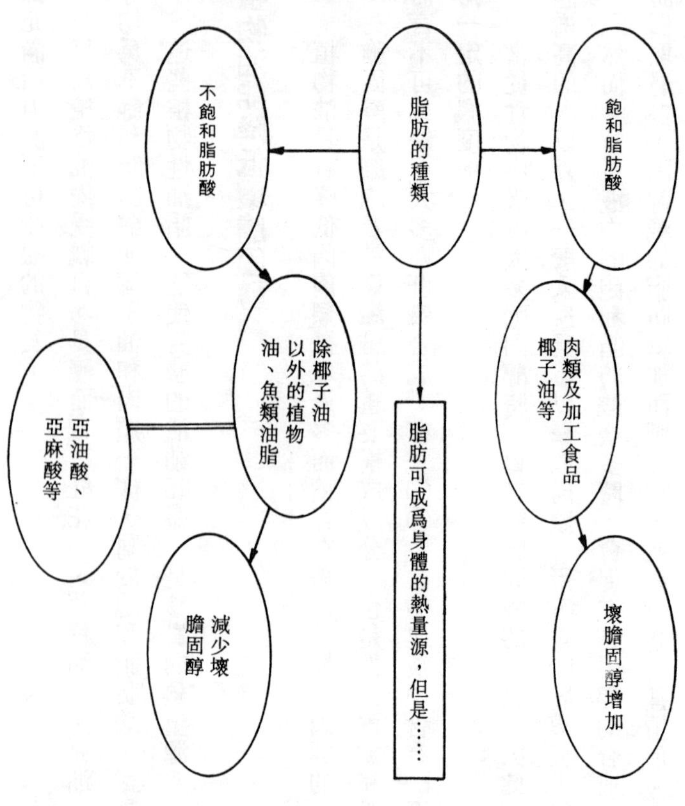

壓力等原因使動脈內壁脆弱，使得膽固醇等脂質積存時，會引起粥狀動脈硬化。動脈內狹窄、血液循環不順暢而致血液凝固時，會形成血栓，使輸送到心肌或腦等重要組織的血液循環停滯，形成可能會危及性命的疾病。

由此可知，膽固醇固然是生命活動的必要物質，但攝取過多卻會造成困擾。前者稱爲好膽固醇，後者稱爲壞膽固醇，理由即在於此。

一般所說的脂肪，正確名稱應該是中性脂肪（三酸甘油酯），肉類中所含的飽和脂肪酸，會促進膽固醇的合成，使其變成壞膽固醇。

不過，除椰子油以外的植物油和青味魚，具有降低壞膽固醇的作用。不飽和脂肪酸包括亞油酸、亞麻酸等在內，特別是亞油酸，具有絶佳的降膽固醇作用。

另外，亞油酸還助於將膽固醇分解爲膽汁酸。此一反應需要特別的酵素ＬＣＡＴ，而有亞油酸存在時，即可順暢發揮作用。

根據老鼠實驗，證明亞油酸具有抑制脂肪在肝藏合成的作用。

植物油容易形成過氧化脂質

具有上述結構的植物油、魚油，卻有一個缺點，那就是所含的不飽和脂肪酸容易氧化。

亞油酸等不飽和脂肪酸，在分子構造中屬於炭原子間的雙重結合，這個部份會自動氧化，故容易產生有害物質過氧化脂質。一旦出現自動氧化，就會產生連鎖反應，油會劣化、氧化。植物油開罐後隔一陣子，或長時間用來油炸食物會產生臭味，理由就在於此。另外，竹筴魚或秋刀魚乾長久保存會發出惡臭，也是因爲這個緣故。這些都是因爲氧的毒性所造成的。

過氧化脂質會放出惡臭

過氧化脂質反應一旦在體內產生，那可就麻煩了。

人類透過呼吸，吸收空氣中的氧，巧妙利用後產生各種反應，結果藉由得到的能量而產生元氣。

但是，氧是雙刃劍。它既是人類不可或缺的物質，同時也會產生毒性。攝入體內的氧，一旦與氧化還原系統產生反應，就會接受電子，成爲活性氧。氧的毒性在轉換爲活性氧以後，會強烈發揮出來。

現代人在每天的飲食當中，會大量使用植物油，同時也以燒、煮、吃生魚片等方式來攝取魚類。這些亞油酸、亞麻酸、二十碳四烯酸等不飽和脂肪酸，在不眠不休地進行生命活動的各細胞膜、細胞內的線粒體膜及構成紅血球膜的磷脂質中含量極多。

植物油、魚類容易成為過氧化脂質

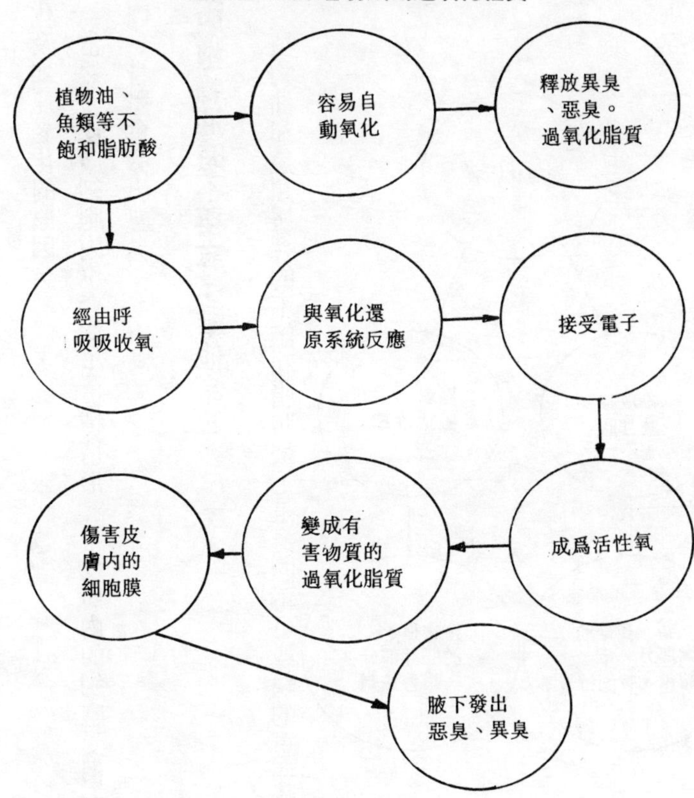

這些不飽和脂肪酸一旦接觸到氧，性質即完全改變。受到活性氧的氧化作用的影響，不僅無法發揮原有的良好作用，甚至還會變成過氧化脂質的有害物質。

導致身體發生故障的「元凶」——過氧化脂質，是不飽和脂肪酸的亞油酸、亞麻酸、二十碳四烯酸等與氧結合而形成的。這時會傷及身體的細胞膜，成爲動脈硬化及加速老化的原因。

當然，皮膚細胞內也會發生這種情形。當皮膚內的細胞受損、受到侵襲時，包括腋下在內，身體會發出惡臭。

攝取植物油時不要忘了維他命E

植物油和魚類所含的不飽和脂肪酸，是身體不可或缺的重要物質，但一旦與氧的毒性接觸，就會成爲有害物質過氧化脂質。

防止此一缺點的方法，就是攝取維他命E及將要爲各位介紹的谷胱甘肽。

維他命E有「恢復青春的維他命」之稱，

防止有害身體的過氧化脂質的方法

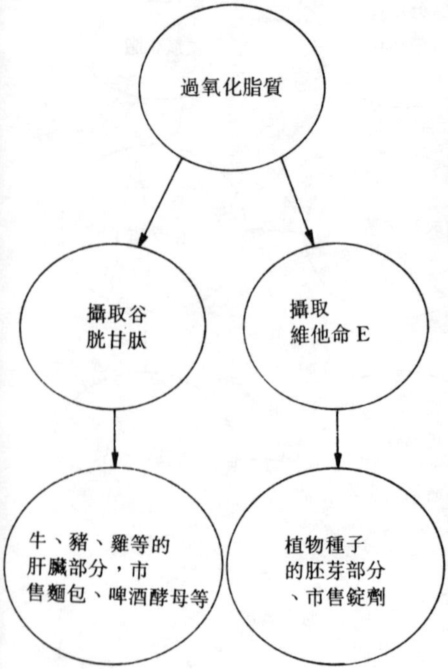

過氧化脂質

攝取谷胱甘肽 → 牛、豬、雞等的肝臟部分，市售麵包、啤酒酵母等

攝取維他命E → 植物種子的胚芽部分、市售錠劑

可防止不飽和脂肪酸中的亞油酸、亞麻酸、二十碳四烯酸等氧化。

因此，在吃植物油和魚類時，一定要同時攝取維他命E。維他命E可由市售的錠劑中取得，植物種子的胚芽部份含量也很豐富。透過飲食充分攝取維他命E，既可防範過氧化脂質的發生於未然，同時也有助於防止狐臭的惡臭原因物質產生。

掃除過氧化脂質的谷胱甘肽

能夠掃除對身體有害的過氧化脂質的物質，就是谷胱甘肽。

「什麼是谷胱甘肽啊？」

想必很多人都對這個名詞感到陌生。

谷胱甘肽是一種蛋白質，由谷氨酸、半胱氨酸及甘氨酸三種氨基酸依序相連而成的。具有防止癌症、老化、消除斑點及肌膚乾燥等作用，是現今備受世人矚目的生物體防禦物質。

谷胱甘肽能強力抑制身體的生鏽，亦即有害過氧化脂質的發生，並掃除過氧化脂質。谷胱甘肽能處理活性氧（超氧及過氧化氫）的毒性，並加以消滅。

消除過氧化氫的作業，是藉著與谷胱甘肽過氧化物酶等酵素的共同作業進行的。

在人體內，除了利用維他命E和谷胱甘肽的抗氧化構造以外，還有過氧化氫酶、超氧化岐化酶酵素的抗氧化系統，協助防止生鏽作用；當其發揮威力時，即可保護自身免於氧的毒性之害。

谷胱甘肽的威力，甚至凌駕於維他命E之上。

谷胱甘肽不僅能消除身體的活性氧毒性，就算不幸已經形成過氧化脂質，也能將這些有害物質加以處理、防止生鏽，具有一石二鳥的功效。

谷胱甘肽在牛、豬、雞的肝臟中含量最多。

另外，自古即被當成藥品利用的啤酒酵母，一〇〇公克中含有六〇〇毫克谷胱甘肽，乾燥麵包酵母一〇〇公克中含有八〇〇～二〇〇〇毫克。

而麵包酵母萃取劑粉末一〇〇公克中，則含有六〇〇〇～八〇〇〇毫克。

在每天的飲食生活中納入這些成分，即可防止過氧化脂質等有害物質於未然，即使有害物質已經形成，也能將其由體內掃除，是防止惡臭的主要關鍵之一。

■3■

立即可行的聰明飲食生活改善法

歐美式飲食生活的改善重點

前面說過，歐美式飲食生活中的肉食，是導致惡臭發生的主要原因。因此，除非不再大量攝取肉類，否則無法去除惡臭發生的原因物質。

問題是，歐美式飲食已經滲透到國人的日常生活中，要斷絕歐美式飲食生活是不可能的。

在我看來，歐美式飲食生活還是可以持續，但必須做以下的改善：

①將歐美式飲食生活由一天三餐減爲一餐。

②儘可能減少肉類攝取量。

③絶對不吃肉類中的脂肪（白色部份）。

改善歐美式飲食生活的要訣

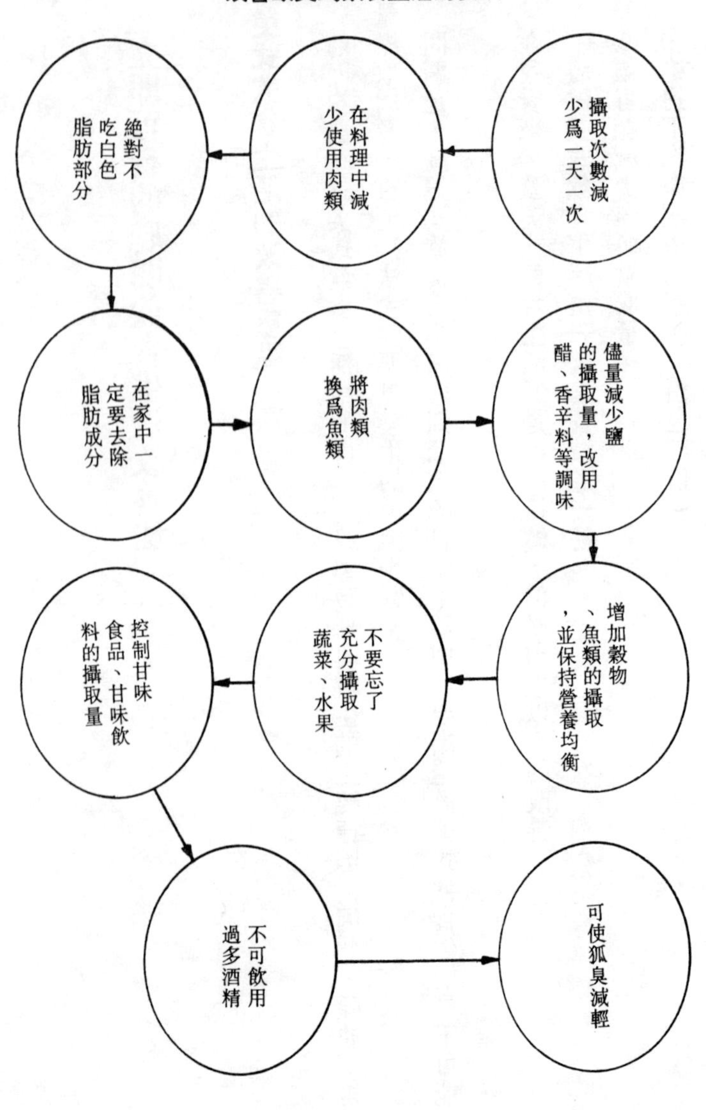

④在家中烹製肉類料理時，要先去除脂肪部份。
⑤以魚類取代肉類。
⑥動物性脂肪不足的部份，由植物油中充分補充。
⑦儘量減少鹽分的攝取，利用醋或香辛料巧妙刺激味覺。

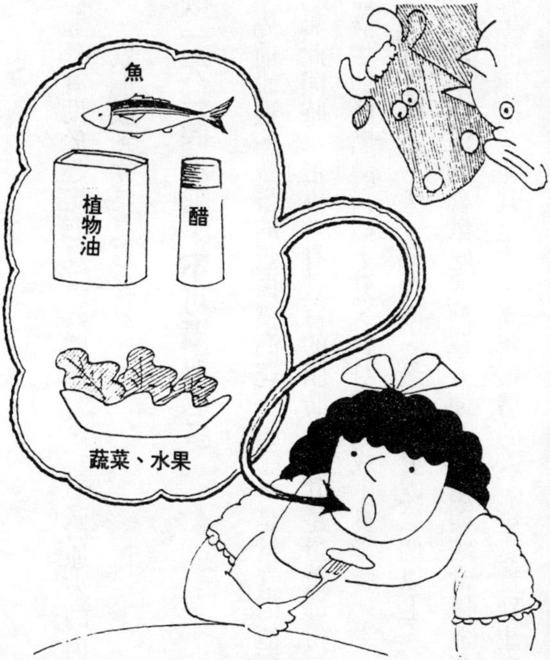

⑧增加穀物、魚類的攝取量，避免蛋白質、脂質、糖類的缺乏。
⑨充分攝取蔬菜，尤其是黃綠色蔬菜和水果。
⑩控制酒、甘味食品、飲料的攝取。

只要將以上十個注意要點納入飲食生活當中，自然能使身體保持健康、不受疾病侵襲，並且有助於趕走惡臭。具體而言，只要將原來的肉類料理改爲魚類（煎魚或油炸魚等），就能收到立竿見影之效。

蛋以一天一個為限，不可攝取過多

先前說過，雞蛋的蛋白價高達一〇〇，是營養價值極高的食品。與此同時，蛋也含有豐富的脂肪。尤其是蛋黃部份，含有大量膽固醇，攝取過多時會使血液中的膽固醇指數上升，對身體造成不良影響。

原則上蛋以一天一個爲限，最好不要吃二個以上。千萬不要因爲喜歡吃或簡單方便等理由而經常攝取蛋類料理，否則將會成爲肥胖和惡臭發生的原因。尤其是中、高年齡層的人，更要特別注意蛋的攝取量。

牛奶、奶油、乳酪不可攝取過多

母牛用來哺育小牛的牛奶，富含蛋白質及脂質，是營養價值極高的飲料。如今，人類也得以蒙受其利。

但是，如果不能保持適量，將會導致體內積存過多脂肪。特別是濃郁的牛奶，雖然美味，卻絕對不可多喝。牛奶最理想的喝法，是一天喝一瓶脫脂牛奶。

此外，奶油和乳酪等也是極富營養的高熱量食品。用純奶油炒菜或塗麵包，吃起來格外美味。而其之所以美味，關鍵就在於脂肪成分。當大量攝取時，連帶地也吃進很多脂肪，致使惡臭發生的原因物質蓄積在皮下組織、分泌於皮膚表面。因此，除了避免攝取過多之外，最好以植物性人造奶油來代替。

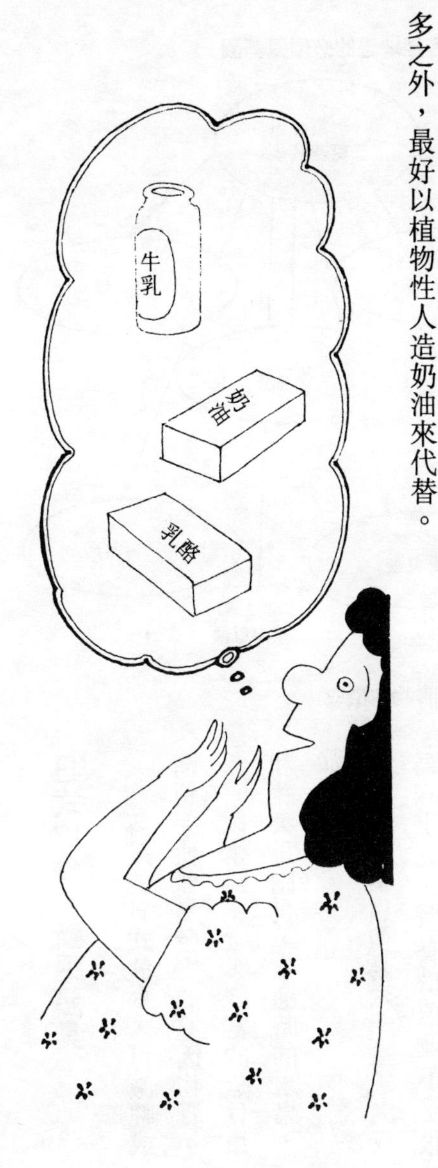

各種缺乏的必須氨基酸

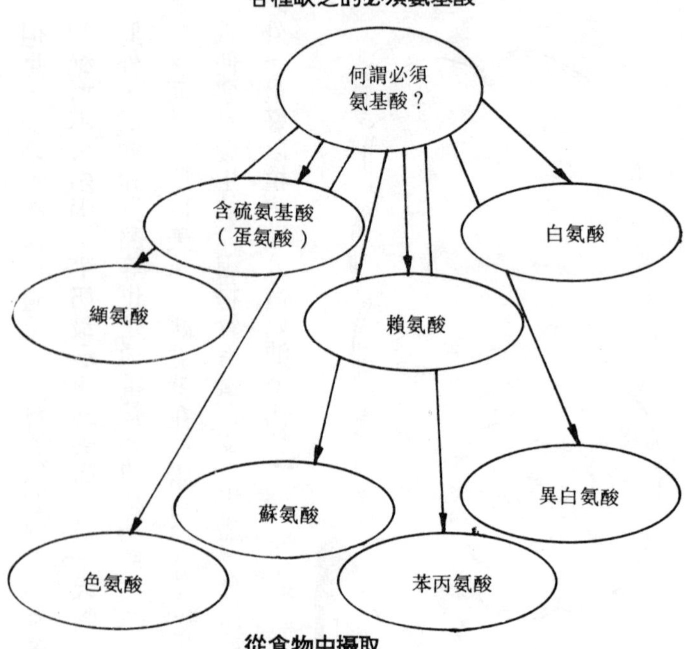

從食物中攝取

日式飲食可斷絕惡臭

傳統的日式飲食，可減輕或斷絕促使狐臭發生的原因物質。

以米爲主食，豐富的魚貝類和蔬菜爲副食，吃應時的水果，如此而已。

米的蛋白價爲六十二，大豆爲六十九，營養價值並不是很高。身體所需的蛋白質，大約由二十種氨基酸構成。在這二十種氨基酸當中，大多數可在身體細胞內合成，只有八種必須氨基酸，亦即異白氨酸、白氨酸、賴

由何種食品中攝取？

食品名	營養價	不足的氨基酸
米	62	賴氨酸
小麥粉	44	賴氨酸
大豆	69	含硫氨基酸
豆腐	62	含硫氨基酸
納豆	68	含硫氨基酸
竹筴魚	100	–
秋刀魚	91	異白氨酸
虱目魚	76	含硫氨基酸
鮪魚	100	–
牛肉	98	含硫氨基酸
豬肉	100	–
雞蛋	100	–
牛乳	91	含硫氨基酸

註：這是暫定氨基酸型態基準的蛋白質營養價的一例。100最完美的，除此以外利用搭配組合也可以達到完美的效果。

組合的一例

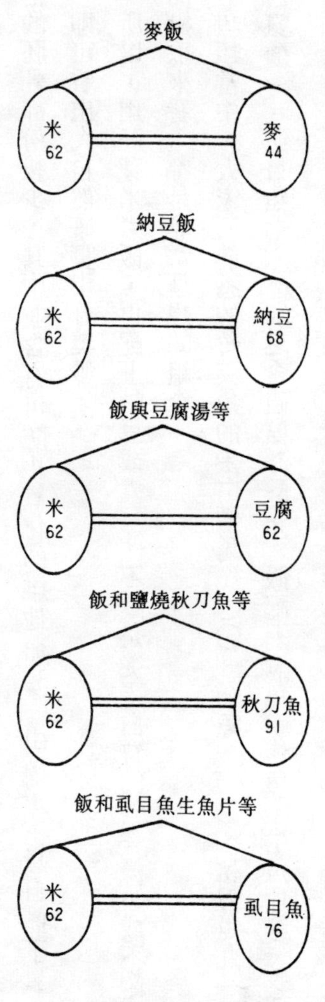

註：上述組合的蛋白價爲滿分。麵類也可以小麥爲主搭配組合。

氨酸、含硫氨基酸（蛋氨酸與胱氨酸）、苯丙氨酸、蘇氨酸、色氨酸、纈氨酸無法自行合成，必須由食物中攝取。充分含有上述必須氨基酸的食品，蛋白價爲一〇〇，亦即食品的營養價值爲滿分。

米的蛋白價只有六十二，是因爲缺乏賴氨酸的緣故。大豆的蛋白價爲六十九，則是由於缺乏含硫氨基酸所致。米和大豆合在一起，即可補充不足的部份，成爲蛋白價，也就是蛋白質的營養價一〇〇的滿分食品。

米和大豆製品是日本的傳統食物。煮大豆、豆腐、納豆等，配飯吃對身體很好。此外，米、大豆等種子類食品含有不飽和脂肪酸，脂肪含量在胚芽部份較多，在負責繁衍的胚乳部份較少，其中並含有可防止氧化的維他命E。由種子本身自備了氧化防止劑，即可看出大自然確實十分奧妙。

所以，用胚芽米煮飯，再配上納豆或煮豆，不論是從蛋白質的營養價，或不飽和脂肪酸的攝取來看，都是非常理想的組合。

魚類當中，大家所熟悉的竹筴魚的蛋白價爲一〇〇、鮪魚一〇〇、秋刀魚九一（缺乏異白氨酸）、虱目魚七六（缺乏含硫氨基酸）。飯配上煮魚、烤魚、生魚片等，之所以對身體很好，理由即在於此。秋刀魚或虱目魚配飯一起吃，就能得到足夠的蛋白價。如果再配上雞蛋和各種蔬菜、水果，則能充分攝取到脂質、糖類和各種維他命、礦物質。

由此可知，我國的傳統食，是近乎完美的飲食方式，不但能創造健康，更能趕走包括狐臭在內的各種體臭。

以下爲各位介紹具體的例子。

早餐以米飯搭配納豆、烤魚為主

早餐是一天的活力來源，因此一定要吃。不過，一起來就吃得飽飽的，對身體並不好。

最好先漱洗一番使頭腦保持清醒，然後吃顆梅乾、喝點茶以促進胃液分泌。這時，食物吃起來不僅美味，而且較容易消化。

理想的早餐內容，是飯配上納豆、烤魚、蘿蔔泥、味噌湯、醬菜及燙青菜。

飯配納豆、烤魚的理由，想必各位都已瞭解。味噌湯能消除口臭、清洗體內毒素，醬菜和燙青菜則可補充維他命。若再加上五香紫菜，那就更好了。

早餐的一例

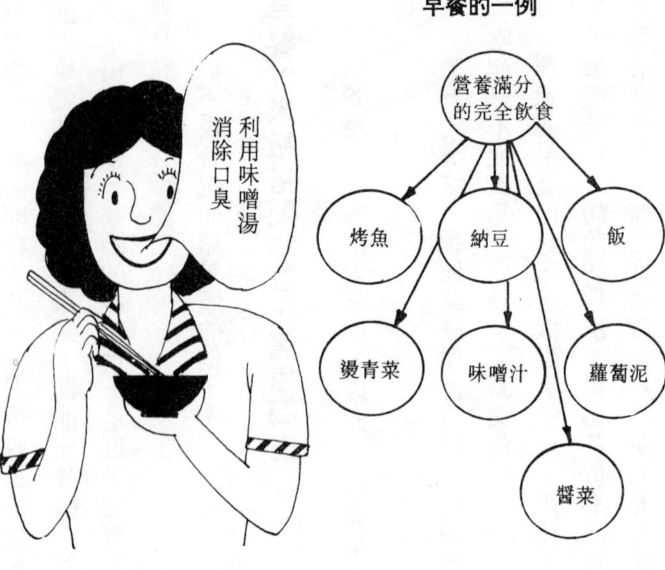

此外，飯加入豆腐、海帶芽煮成的味噌湯，新鮮雞蛋、五香紫菜、烤鹹鮭魚、醬菜、燙青菜等，也能允分攝取到維他命和礦物質。

但這只不過是衆多例子中的一個而已。總之，以飯、味噌湯、烤魚和大豆製品爲主體，可在搭配種類上多作變化，並加上雞蛋和應時蔬菜。一旦養成習慣，便可擴展美好的早餐世界。這是維持健康的具體方針，同時也是趕走狐臭的具體方法。

午餐改為以麵類為主

問題是，人不可能一天三餐都吃飯，否則很快就吃膩了。

爲了引起食慾、增進美味，可在飲食內容上稍加變化，例如午餐改以麵類爲主。麵類，包括傳統的日本麵和烏龍麵。

很多人都以爲日本麵的營養比米飯還低，其實不然。例如，可食部一〇〇公克中，日本麵中全粒粉的蛋白質、脂質、糖類、纖維含有量，爲十二・一—三・一—六八・五—一・〇，半搗米則爲七・一—二・〇—七三・九—〇・六，蛋白質、脂質、纖維的含有量都超過米，而維他命B_1—B_2—煙酸、礦物質和鈣質—磷—鐵等的含有量也超過米。

蕎麥中含有芸香苷成分，可預防高血壓、腦溢血、動脈硬化，目前已有以芸香苷爲主劑的製品問世。

因此，我們應該多多利用垂手可得的蕎麥。

今天的午餐——就吃一碗麵吧！

一般麵館都有賣竹屜麵、素湯麵等。湯汁方面，以竹屜麵最濃、素湯麵次之、蛋肉湯麵最稀薄。

吃竹屜麵時，要配合蔥、山葵、蘿蔔泥這三色藥味，用筷子夾起麵條，然後沾點湯汁，稀里呼嚕地吃進肚子裡，真是過癮至極。

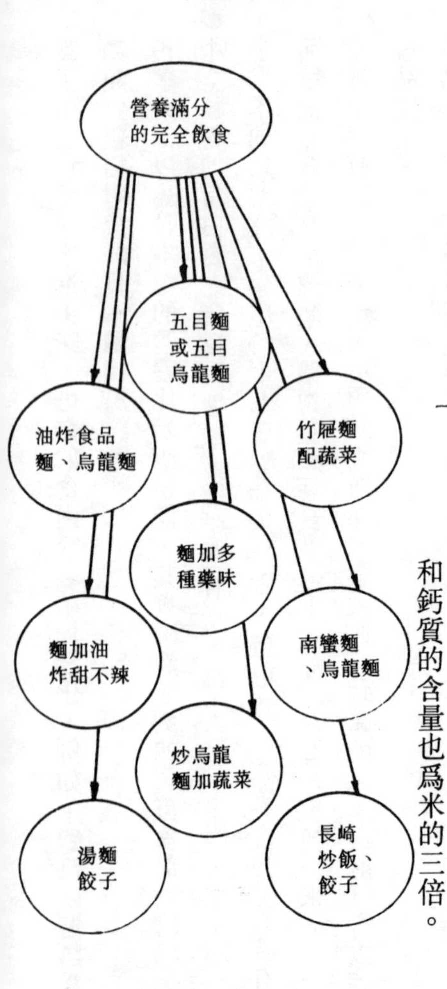

註：竹屜麵、素湯麵等過於偏重蛋白質等營養，必須搭配其它菜式一起吃。

爲免營養失衡，這時不妨再配上少量米飯、山產、海味或油炸食品。

麵條、掛麵等均以小麥粉爲原料。小麥强力粉的可食品一〇〇公克中，蛋白質—脂質—糖類—纖維的含有量爲一一·七—一·八—七一·四—〇·二，凌駕於米之上，礦物質和鈣質的含量也爲米的三倍。

烏龍麵方面有竹屜烏龍麵、清湯烏龍麵。湯汁是竹屜烏龍麵最濃，藥味包括土當歸、蔥、紫蘇葉等。吃涼麵時，還要淋上芝麻油。

光吃麵會導致營養偏差，可配上鵪鶉蛋、油炸食品等，以取得均衡營養。

米飯固然對身體很好，但有時也要變換花樣，改吃其它食物，這樣才不會吃膩。此外，在享受飲食之樂的同時，也要注意營養是否均衡，藉此預防各種成人病，趕走惡臭。

晚餐以米飯和純日式料理為主

晚餐再回到米飯和純日式料理。在經過一天的勞累之後，晚餐不妨吃得好一點。

日本四面環海，魚產十分富饒。

魚類的蛋白價極高，和米飯搭配更爲理想。況且，像竹莢魚或鮪魚等，本身就是非常完美的食品。竹筴魚、秋刀魚等以青味爲主，並且含有和植物油一樣的不飽和脂肪酸，可抑制導致惡臭發生的原因物質。

因此，晚餐可準備一盤魚貝類食品，另外再準備一、二道煮魚。

再配上煮蔬菜、芝麻涼拌菜、醋味噌涼拌菜等三、四種小菜和湯，就是一席有八、九

晚餐的一例

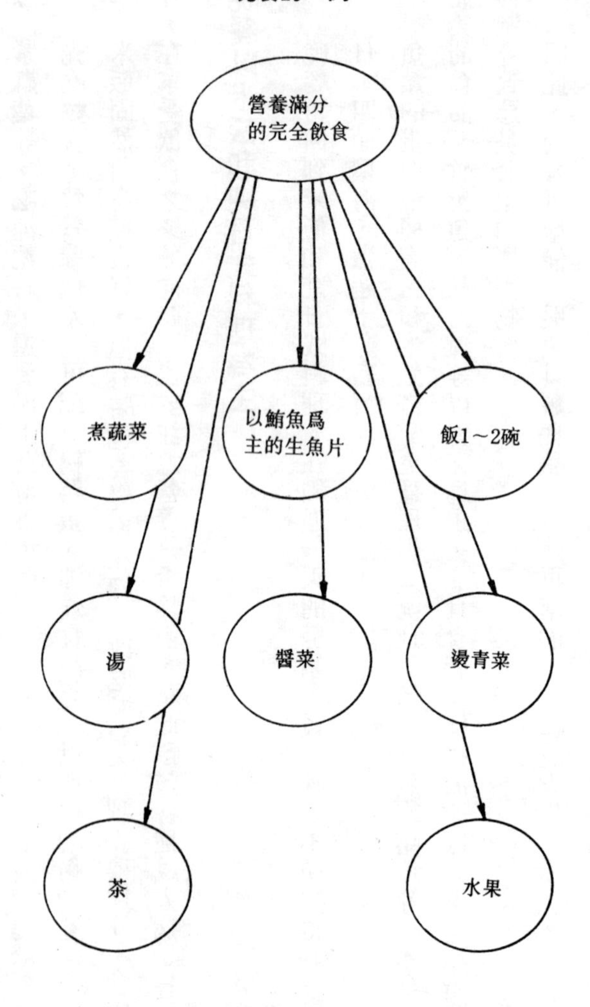

註：有時可以用去掉脂肪的牛肉作涮涮鍋來吃。但，牛肉最好不要帶有脂肪。

道菜的豪華晚餐了。

上述食品群全都是對身體有益的健康料理，可減輕或趕走狐臭。

日式料理不可攝取過多

但是，也不能因爲菜好吃就吃得太多。歐美式飲食以肉類爲主，含有大量動物性脂肪與飽和脂肪酸，當然不能吃太多。

如果你對熱量極高的肉類情有獨鍾，那就表示各種成人病正向你靠近，而且狐臭的情形也會愈來愈嚴重。

反之，一旦脫離肉類攝取過剩的飲食方式，成人病和狐臭必將離你而去。換句話說，只要以日式飲食來取代歐美式飲食，就能徹底改善體質。

一步一步朝這個方向前進，就能創造健康的身體、遠離惡臭，成爲散發香味之人。飲食生活的改善，一定要依循此道而行。

在此我要再次提醒各位，不管東西再好，都不能過量攝取。

人體內的蛋白質約八～十公斤，其中一部份每天會被分解掉，排泄到體外。

不足的部份必須由食物中攝取，分量方面成人一天約七十公克。

日本食的主食米飯，在提供熱量的同時，也是珍貴的蛋白質供給源。在一二〇公克的米飯中，含有一七四大卡的熱量。早餐吃一～二碗、晚餐吃二～三碗，將會累積極高的熱量，接近蛋白質一天必要量的四分之一。

再加上一天一顆雞蛋、一瓶牛奶，大量攝取魚類、黃綠色蔬菜或根菜類，即可達到一六〇〇～一八〇〇大卡的標準熱量攝取量。

脂質也是珍貴的熱量源，要儘量控制肉類等動物性脂肪（飽和脂肪酸）的攝取，多攝取椰子油以外的植物性脂肪、魚類，其量應爲一天所攝取熱量總數的二十～三十％。

植物油雖好，攝取過多一樣會導致熱量過剩，成爲肥胖、各種成人病及惡臭發生的原因。

前面說過，對身體具有良好效用的植物及魚類中所含的不飽和脂肪酸中的亞油酸，一天的必要量爲二十～四十大卡，約等於四公克，但一定要同時攝取維他命E和谷胱甘肽。

只要注意以上細節，避免菸酒過量，持續這種好的飲食生活，筆者相信一定能擁有健康、趕走狐臭。

第四章

根治多汗症、狐臭

——稻葉式皮下組織削除法使你完全獲得解放——

■1■ 以往的療法無法治癒

不瞭解患者的醫師們

因狐臭而煩惱、痛苦的人非常多，但是我們至今仍不瞭解發生狐臭的根本原因。只針對部份原因進行治療，不能算是完善的治療法，結果只會加深狐臭患者的煩惱而已。更何況，大部份醫師未必完全瞭解狐臭或治療方式。

更不幸的是，患者所敘述的內容，和醫師對狐臭的認識之間，往往存在著很大的差距。大部份醫師都是根據氣味的强弱來判斷狐臭程度，但許多患者不單有狐臭的毛病，還常常爲腋窩多汗弄髒衣物所苦。

因此，雙方都必須知道狐臭會伴隨腋窩多汗使衣物留下斑點，否則就會產生誤解。

對於狐臭，一般醫師都只是聞聞患者身上的氣味，一旦氣味很弱，便表示：「症狀很

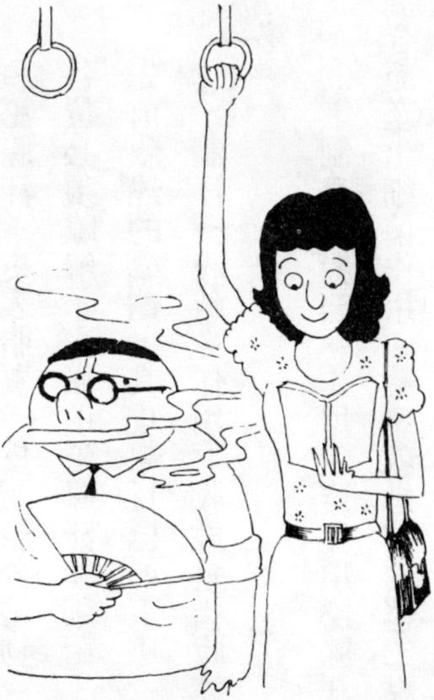

輕、不用煩惱」。當患者抱怨多汗時，則說：「你愈擔心就愈容易流汗」，似乎在嘲笑患者小題大作。

就這樣，腋下局部多汗的毛病，遭到放任不管的命運。

狐臭患者的確都有點神經質。這時會刺激汗腺機能、大量流汗，使狐臭氣味增强，而狐臭增强又會使患者變得更加神經質，最後形成惡性循環。任其發展的結果，會使性格大變，對工作或社會的人際關係造成不良影響，甚至可能引起狐臭神經衰弱、身心症等疾病。

截至目前爲止，一般都採用哪些方法來治療狐臭呢？答案是藥物、理學、放射線及手術療法。可惜的是，這些療法的效果並未達到理想，應該還有更好、更確實的治療方法才對。

接下來就爲各位叙述一番。

A 以往用於狐臭的藥物治療法

效果短暫的藥物療法

這是在腋下等發出臭味的部位，噴洒或塗抹軟膏的治療法。

請各位再次回想一下狐臭發生的原因：

頂泌腺汗＋皮表脂質（皮脂腺分泌物）＋小汗腺汗＋細菌＝狐臭

各位必須瞭解，光靠頂泌腺汗和細菌，是無法產生狐臭的。

先前敘述的藥劑，其攻擊目標如下：

①、制汗（收斂）作用　收斂是指收縮血管組織的作用，藉此防止頂泌腺、小汗腺的分泌。

②、制臭（殺菌）作用　避免頂泌腺汗、小汗腺汗來到皮膚表面，與污垢或脂肪成分混合而產生細菌作用。藥劑就是基於這二點而發明出來的。

能發揮制汗作用的物質，是鋁化合物（尤其氯化物、硫酸化物）、酒精、鞣酸、氯化亞鐵等。其强力收斂作用可抑制汗的發生，從而防止體臭產生，缺點是不具有良好的制汗效果。

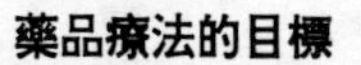

狐臭的
藥品療法

目的

目的

抑制臭味
（殺菌作用）

抑制排汗
（收斂作用）

藥品

藥品

過氧化鋅、
環六亞甲基四胺
、氯胺T、精油
、香料等

鋁化合物
、酒精、鞣酸
、氯化亞鐵等

具有二種目的者

20％氯化鋁
水溶液、5～10％
過錳酸鉀液、明礬
水溶液及其它

註：任意使用可能會引起乾皮症、過敏性皮膚炎等，必須注意。

其次是制臭殺菌劑。爲了使藥劑發揮效果，腋下必須保持清潔，方法是將作爲細菌巢穴的腋毛刮除或剪短。不過，就算把腋毛刮掉，毛的皮膚部份還是有「毛孔」，所以要經常沐浴，以保持清潔。

汗會分解、發出難聞的氣味，是由於細菌的分解作用所致。而殺菌劑的作用，在於防止汗的分解、變臭。這時，可利用過氧化鋅、氧化鋅、環六亞甲基四胺、硫酸羥基喹啉、氯胺T、精油、香料、過硼酸鈉、葉綠素化合物等製品。

制汗、制臭劑只具有單一效果，若能配合使用，效果將更爲理想。

例如，利用二十%的氯化鋁水溶液，在腋下進行二～三小時濕布療法，制汗、防臭效果可持續一天。同樣地，五～十%的明礬水溶液（鋁複鹽）與五～十%的過錳酸鉀溶液，也具有制汗、防臭效果，只是效果無法長久持續。此外，抗菌光譜較廣的抗菌劑也有效。

一般會使用燒明礬末、硫酸銀稀釋溶液、一～五%的福馬林溶液、歐洛納英軟膏及其它含有抗生物質的軟膏等，但濫用會引起乾皮症、黑皮症、過敏性接觸皮膚炎等，必須注意。

臭味可望暫時減輕，但多汗症狀無法去除爲其缺點。也就是說，藥物療法只有在輕症時才能產生暫時的有效性。

(1) **除臭化妝品**

抑制體臭的化妝品，包括化妝水、粉末或條狀化妝品。

止臭化妝水＝效果最強、使用最爲廣泛。性質與收斂性化妝水相似，配合收斂劑、殺菌劑，使用效果更佳。

止臭軟膏＝視脫臭劑的性質選定藥劑。特別是使用分解水的脫臭劑時，可以無水油性乳液作爲基劑。

去除狐臭的各種化妝品

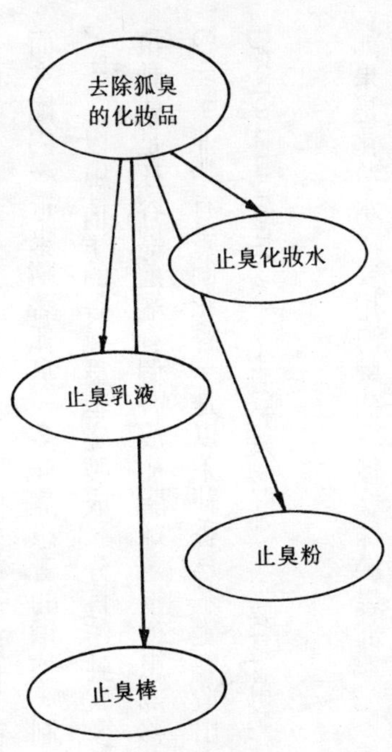

止臭粉＝效果較差，但仍廣泛使用。

止臭棒＝棒狀成型製品。用起來非常方便，但僅限於配合脫臭劑，其中含有大量蠟成分。

(2) **各種制汗劑**

在歐美，因爲很多人都有狐臭、多汗症的困擾，所以制汗劑已成爲日常生活的必需品。而在國內，近來隨著狐臭、多汗症患者的增加，制汗劑的使用量也提高了。

Van＝以風信子的香氣爲基礎製成，分爲滾動式及噴灑式二種。

滾動式是在容器前端有個合成樹脂球，抵住患部移動時，球會旋轉而流出液體。

Cullen＝帶有鈴蘭花香，是以茉莉香爲基礎製造出來的。並配合鋁、殺菌劑等。

Deodorramcepulley＝不具特殊香味，主要是當制汗劑使用，分爲噴洒式及化妝水二種。

如果是化妝水，要用海綿沾取後塗抹於患部。

Serex＝具有植物系列的香氣，包括化妝水、噴洒式、粉末狀等形式，具有制汗、脱臭作用。

除此以外還有很多其它製品。

筆者曾對一五〇名狐臭患者進行調查，結果發現，光是局部脱臭、制汗劑的種類，就達一二〇種以上。

這些藥劑確實能使狐臭減輕，卻無法去除局部多汗的症狀。

藥劑的缺點之一，是容易被汗水沖失，使患部又恢復原狀。此外，塗抹不僅很花時間，在旅行途中或運動過後要在不被他人察覺的情況下加以處理，更是難上加難。而且，塗抹後藥劑可能會沾在衣服上，乾後形成斑狀或白色斑點。

為什麼會有許多患者到我這兒接受手術治療呢？根本原因就在於，局部藥劑療法只能暫時改善症狀而已。

神經質的人可採用全身藥物療法

狐臭患者當中，不乏極端神經質的人。對於這類患者，可採用全身藥劑療法，同時併用精神安定劑。

例如，可使用利血平（一日量為〇・六～〇・九毫克、分三包服用）、Diazepam（一日量為六毫克、分三包服用）。

當然，這只是暫時應付一下而已。但如果規律使用，還是具有相當好的脫臭效果。

至於精神安定劑、自立神經遮斷劑，服用後會產生睡意，對日常生活造成影響，因此僅限於多汗症特別嚴重時才可使用。

神經質者的藥物療法

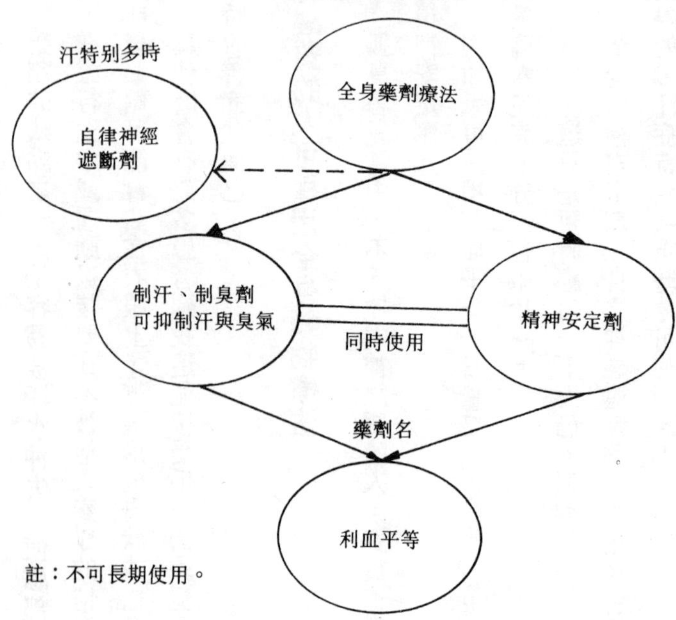

註：不可長期使用。

局部的注射療法無法獲得確實效果

另外也有人採用在腋下的皮下或皮內注射各種藥劑的方法。使用的藥物如下：

福馬林＝對選定部位進行局部麻醉後，將〇·六％的食鹽水，以男性〇·八、女性〇·一～〇·六的比例混合福馬林液，並注射一〇～二〇CC。

Iyolene＝屬於苯誘藥體化學物質所製成的淡黃色液體。

葉綠素製劑＝在葉綠酸中加入稀釋生理食鹽水，注射〇·一CC。

危險的腋下注射療法

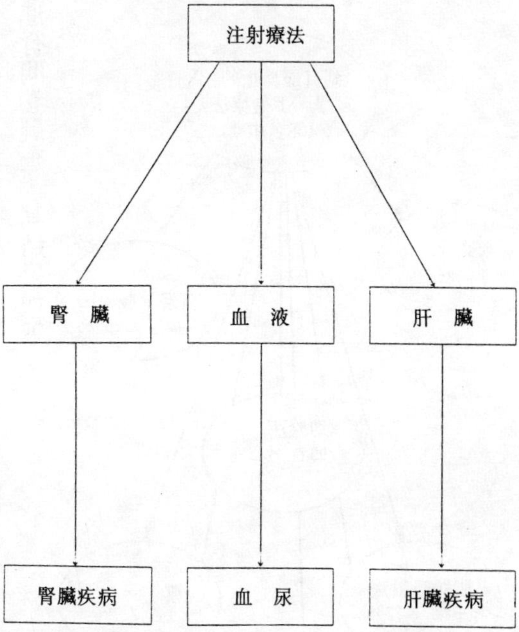

注射療法

腎臟　血液　肝臟

腎臟疾病　血尿　肝臟疾病

上述注射療法會產生副作用，效果也不明顯，故目前已不使用。

令人震驚的是，屬於局部注射法的川畑法，至今仍有人偷偷採用。此一危險的注射療法，是由已故三重大學教授川畑先生所開發，因爲此法對人體有害，以致他被解除了教授的職務。原來，患者在進行局部注射後不久，或者一～二天內，就會出現血尿，亦即血液發生溶血現象，使得尿液變成紅色。這個注射法十分危險，因此只能在單側腋下的皮內少量注射。但即使是這樣，還是會破壞紅血球引起溶血現象；如果血液直接被送往臟器，必然會引起障礙，甚至損及腎臟、肝臟。撇開危險不談，局部注射法的治療成效不佳、收取的費用又高，而且並未獲得學會的認可，所以還是不用也罷。

B　截至目前為止的各種療法

不盡理想的電解、凝固法

截至目前爲止，狐臭患者究竟接受過哪些治療法呢？筆者曾針對前來本診所手術的患者進行問卷調查，其結果如下：

到目前為止的理學、手術療法與結果——

到目前爲止的理學、手術療法（408名中）

剪除法　76名　18.6%

電解、凝固法　194名　47.5%

切除法　90名　22.1%

脂肪吸引法　5名　1.23%

藥　11名　2.7%

注射　5名　1.23%

鐳射法　1名　0.02%

在其它醫院進行的削除法　26名　6.4%

註：上述療法均令患者感到不滿。

在一七五四個案例中，曾接受過其它治療法的有四〇八例，占全部的二三·四％。這些人的共通之處，就是對過去的治療法都不滿意。

各種療法當中，以電解、凝固法最爲常見，共一九四例，占整體的四七·五％，其餘依序爲切除法、剪除法等。

現在先來分析一下最受歡迎的電解、凝固法。

電解、凝固法屬於理學範圍，並不是手術療法。簡言之，是基於導致狐臭的頂泌腺附著於毛，因此破壞毛包應該可將原因去除的理論，而發明出來的治療方法。其作法是用針刺入腋毛的毛包內，然後通電，藉此破壞毛包及皮脂腺等附屬器。

但是，由於腋毛能夠再生，在毛包未遭完全破壞的情況下，腋毛會不斷再生，因此光靠一次治療並不能達到完美效果。如果爲了不使腋毛再生而採取强制措施，可能會有燙傷的危險，甚或形成疤痕體質，或使粗糙肌膚產生發疹現象。更何況，狐臭發生的原因，並不僅限於頂泌腺、汗腺而已，還包括小汗腺所造成的發汗，所以光靠這個方法並不能解決問題。

要將四〇〇根腋毛一根根加以處置，不僅辛苦，也需要高度的技術。另一方面，患者電解、凝固法為何不好？

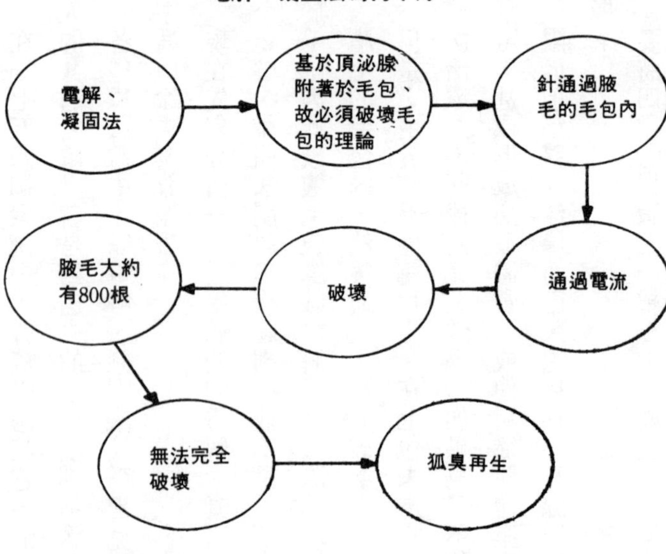

除了要忍受拔除四〇〇根腋毛的痛苦外，還必須接受多次治療，辛苦自然不在話下。但過去由於沒有更好的方法，因此很多人對這個方法趨之若鶩。只是，各位千萬不可因而抱持太高的期望。爲求愼重，在此告訴各位一些相關的事實。

(1) 電子凝固法的現狀

要以理學療法來破壞腋毛，達到永久脫毛的效果，不但辛苦，同時也是很大的經濟負擔。更何況，它在美容方面並不具有實效。此一療法的根本錯誤，在於認爲毛的再生是由毛根開始；既然基本觀念已經錯誤，當然不可能獲得完全的治療。

筆者認爲，毛發生與再生的中樞不在毛

根部，而在於上部皮脂腺的排出部附近，這就是備受各界矚目的稻葉皮脂腺說。因此，若要治療狐臭，當然必須連接近皮膚的部份也加以破壞。

用針穿透皮膚破壞毛包，很明顯地是一種醫療行爲，但是許多美容沙龍卻將其納入業務範圍。有的業者明知這是一種醫療行爲，卻連局部麻醉的步驟也省了，任由患者忍受無比的疼痛。而更令人感到困擾的，是先收取治療費的制度。也就是患者在接受治療之前，必須先支付昂貴的治療費用。

此外，更在契約上註明，即使治療無效，也不得要求退款。這種欺壓消費者的行爲，實在不可原諒。

不可否認的，這個療法對於症狀較輕的患者，多少還是具有一些效果，多汗現象或許無法去除，但卻可以減輕狐臭。爲免吃虧上當，我建議各位最好逐次支付治療費用，先觀察經過情形，再決定是否要繼續接受治療。

(2) 施行次數與腋毛的再生

有關電解、凝固法，筆者曾進行了幾項研究。

首先是，腋毛要經過多少次的治療才會完全消失呢？筆者針對曾接受此一療法的八十六名患者進行調查，結果有十二人（十四％）認爲「完全無效」，只施行一次就中斷了。接受第二次治療的有二十五人（二九％）、接受第三次治療的有三十四人（三九．五％）、接受第四次治療的有五人（五．八％），接受五～三十次以上治療的有十人（十一．六％）。接受五次以上治療的人當中，只有四人腋毛完全消失。其餘回答「只長了一點點」的有十四人、「普通」的有三十四人、「比較多」的有二十八人、「非常多」的有六人。換言之，儘管處置次數愈多愈具效果，但並未能達到完全脫毛的目標。這是由於不知道要破壞毛包的哪一部分較好所致。值得一提的是，毛的發生在於皮脂腺部的皮脂腺說，就是以此療法爲基礎而衍生的。

毛的中樞在皮脂腺部
皮脂腺
排出管的出口部尤其重要（峽部毛鞘）
頂泌腺

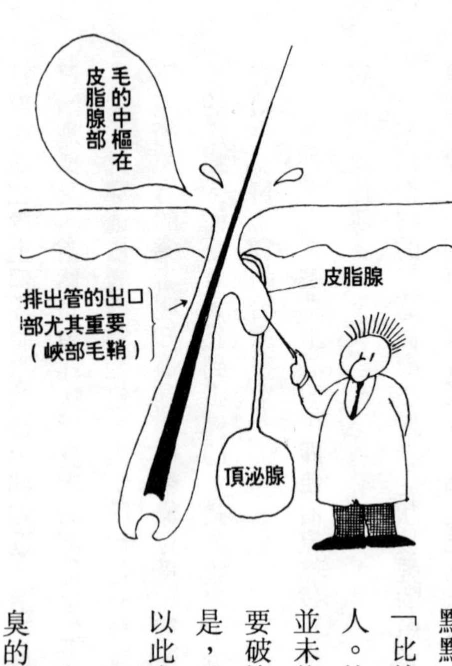

(3) 腋臭、腋窩多汗殘留的情形

其次調查接受電解、凝固法的患者們對狐臭的意識程度。結果，屬於他覺的有十七人

（十九・七％）、認爲有強烈氣味殘留的有五十四人（六二・七％），亦即將近八一％的人後來還是認爲自己有狐臭，而且九〇・六％的人表示有局部多汗的症狀。

頂泌腺與腋毛關係密切，因此一旦進行永久脱毛，其分泌物當然會減少。

問題是，局部多汗是由小汗腺汗所造成的，與腋毛無關。是以接受電解、凝固法很難治癒腋窩多汗症，這點已由先前的統計結果獲得證實。

(4) **腋毛與狐臭殘留的關係**

接著要調查的是腋毛殘留與狐臭的關係。

結果發現，腋毛少時狐臭減輕，腋毛增加時，頂泌腺再發、狐臭增強；而腋下的局部多汗，與腋毛的殘存完全無關。小汗腺與毛包無關，朝向皮膚開口。故即使去除腋毛，也無法消除多汗的症狀，當濡濕的衣物摩擦腋下時，可能會引起皮膚炎。

(5) **組織學的證明——**

接受過電解、凝固法後，皮膚內的組織，尤其是頂泌腺和小汗腺，會產生何種變化呢？經由顯微鏡調查的結果如下：

①頂泌腺＝前面説過，頂泌汗腺的開口部，是在皮脂腺排出管口部的上方，故要在不

傷害皮膚表面的情況下進行電氣凝固法，可說非常困難。由標本可以知道，雖然毛包已經消失，但頂泌腺仍然殘留著。是以採用這個療法時，一旦毛包再生，頂泌腺也會再生。

②小汗腺＝位於與腋毛、頂泌腺完全無關的部位，故不會消失。

③皮脂腺與毛根＝完全脫毛時，毛根和皮脂腺會消失。不過當腋毛再生時，皮脂腺也會再生。

此乃重點所在，故有必要再次檢討腋毛和皮脂腺的關係。

皮脂腺附屬於腋毛而存在，形成毛包皮脂腺系統，彼此分工合作，充分發揮其機能。腋毛消失時皮脂腺也隨之消失，乃是理所當然之事。皮脂腺的分泌物會保護皮膚表面，給予毛脂肪成分加以滋潤，這是皮脂腺的主要目的之一。

(6) 電解、凝固法具有哪些作用？

利用電氣療法破壞毛根和毛包部時，頂泌腺的排出管被堵住，腺腔會遭到破壞。

由以凝固法破壞毛的中樞毛根部後，毛和頂泌腺會再生一事，筆者發現了重要研究（皮脂腺說）的端倪。

換言之，藉著凝固法破壞皮脂腺的開口部，亦即中部毛包部後，會形成永久脫毛；而當這個部份殘留時，將會促使毛包再生，頂泌汗腺也會再生。這時，對毛而言，最重要的部份並非毛根部，而是在其上方的中部毛包部，尤其是皮脂腺的排出部附近，這就是皮脂腺說的根據。應用此一理論，對治療少年禿頭有幫助，可說是一劃時代的發現。

有關其作用程序，世界著名的Skin Surgery（皮膚外科第四二八～九頁），也引用筆者的說法，這是衆所周知的事實。

(7) 為何還會出現狐臭？

過去，人們並不知道頂泌腺汗本身是否具有臭味。直到一九五三年，協里才公開表示：「頂泌腺汗本身無菌無臭，但受到細菌感染時會形成狐臭。」不過，他在採取樣本時，是將頂泌腺汗和皮脂腺分泌物混在一起，並非純粹的頂泌腺汗。

以利用電氣療法將腋毛完全去除的症例來說，腋毛去除後，狐臭的確減輕了。但是從組織學的觀點來看，毛包遭到破壞後皮脂腺會消失，然而頂泌腺卻單獨存在。由於這時已不再感覺狐臭，因此，應該是與皮脂腺的消失有關才對。即使只有少量的頂泌汗腺殘存，狐臭仍然會發出臭味；由此可知，只有皮脂的減少才能使狐臭減輕。

要言之，狐臭並不光是由頂泌腺汗＋小汗腺汗＋細菌所造成的，其實皮脂腺分泌物

（皮脂）才是最大的重要因子。

此一科學的事實與根據，促成了皮下組織削除法這個劃時代療法的產生。只要去除皮脂腺，腋毛就無法再生；反之，如果留下皮脂腺，則腋毛必定再生；唯有將皮脂腺、頂泌腺、小汗腺連根拔除，才能根絕狐臭。

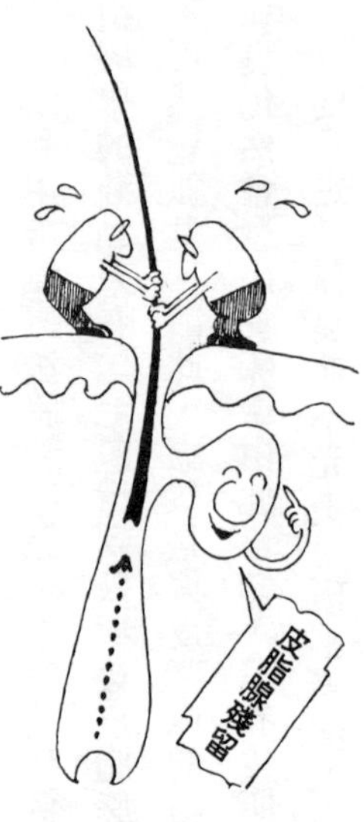

電解、凝固法只是「拔毛」而已，並不能根本治療狐臭。但是因爲沒有更好的選擇，所以很多狐臭患者都採用此一療法。

不切實際的離子電療法

所謂的離子電療法，是讓泡過福馬林液的離子電荷通過頂泌腺，使其凝固的方法。

操作方法如下：以陽性作爲刺電極，大小爲五〇～一〇〇公釐，裹上濾紙或幾片紗布用藥液浸泡，緊貼於腋下。至於陰極則比前者更大，約一〇〇～二〇〇公釐，用水或食鹽水浸泡。電壓爲二十五伏特、電流爲三～五毫安培，通電時間約十分鐘左右。

根據弗烈德・雷比的報告，電流會使汗水排出的管口壞死閉塞，具有制汗、制臭作用，但制汗作用只在手術後一～二天，最多三天有效，因此是相當不切實際的治療法。

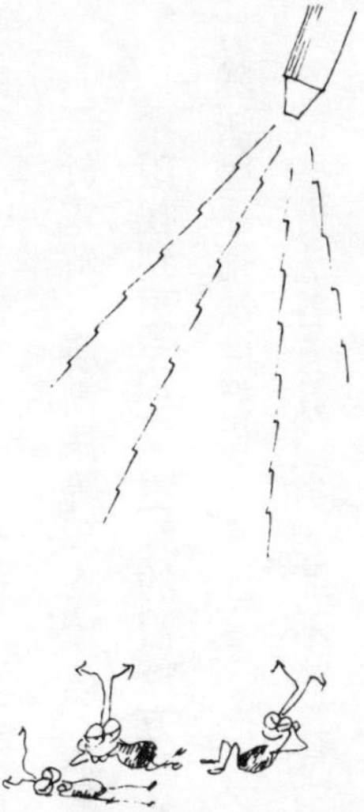

不建議各位採用的放射線療法

放射線療法分爲X光照射法與鐳射法二種。

X光照射法＝偶爾會有效果，但需要花很長的時間反覆進行，可能會引起慢性X光潰瘍或癌症。

據西浦報告指出，所需時間約七十～一四〇天，痊癒率只有六〇%。另據手術後的組織檢查發現，多半只是毛包或皮脂腺萎縮而已，並沒有汗腺顯著遭到破壞、萎縮的情形出現。

鐳射法＝方法極爲簡單，只需將鐳射光抵住腋下即可，既不會痛又具有效果。但因流汗較多的緣故，可能會引起麻煩的皮膚炎，此外狐臭也可能復發。

治療時，要連續二天照射一〇〇毫克的鐳射，每天照射三小時。此外，也可以每天照射四十三毫克的鐳射二小時。

不過，光使用放射線的治療法，目前並不普及。

C 以往的手術療法

各有優劣的手術療法

先前介紹的療法當中，藥劑療法得勤於塗抹藥劑，很花功夫，而且效果也只是暫時的。

至於電解、凝固法等理學療法，疤痕雖不明顯，但效果卻無法滿足患者的期待。

希望找到更完全、更好的治療方法的構思，促成了以下所要介紹的切除法、搔刮法、剪除法等手術法的登場。

這些方法各有其優劣，並不能算是很好的方法，和患者的理想還有一段距離。

下面就來個別探討一番。

疤痕較大的切除法

最常採用的狐臭根治療法爲切除法。爲了去除位於腋下皮膚下方、約二～四公釐處的頂泌腺和小汗腺，必須將腋毛部份的皮膚切除成紡錘形（一三七頁圖(1)）。

腋下皮膚切除後還要加以縫合，由於作業單純，很多人以爲只要是醫師都能動這項手術，其實不然。（參照一三六頁）

腋毛的範圍因人而異，若範圍狹窄，確實是很簡單的手術。但若範圍寬廣，則有限的腋下皮膚可能會缺損達六公分寬。勉强將其縫合的話，會壓迫腋下的神經和血管，甚至引起手或手臂發麻等神經障礙症狀。再者，壓迫血管使手部的血液循環不順，手臂可能會出現浮腫。

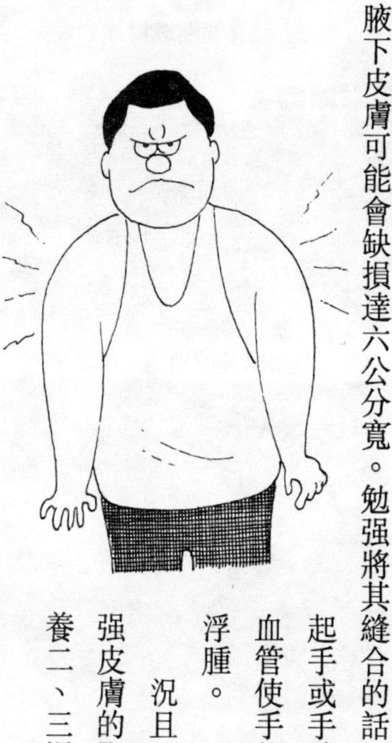

況且，將皮膚的缺損部位勉强縫縮，會增强皮膚的緊張感，延長拆線的時間。至少要靜養二、三週，否則好不容易接合的皮膚，可能

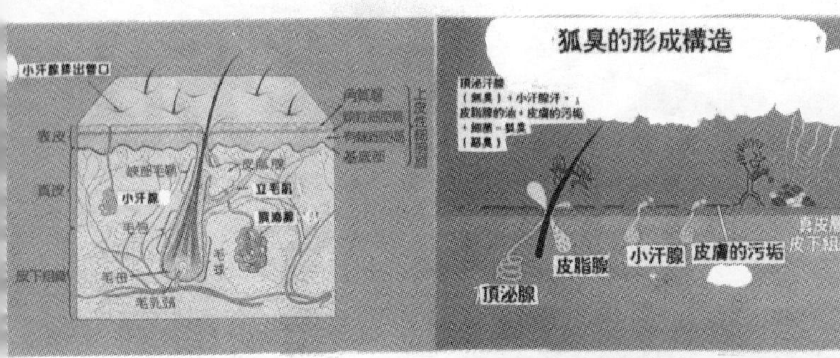

① 皮膚的構造

② 引起狐臭的構造

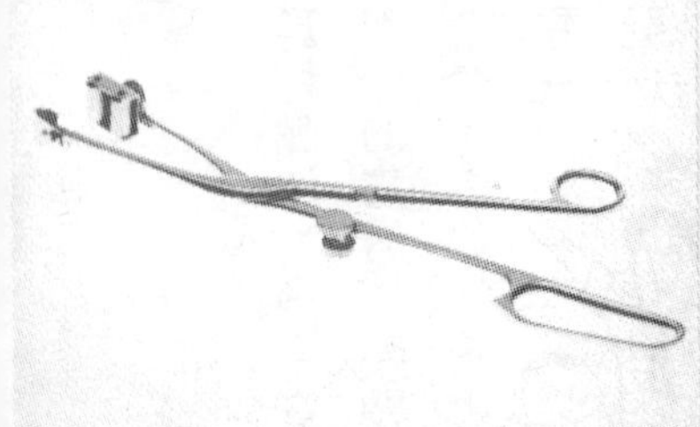

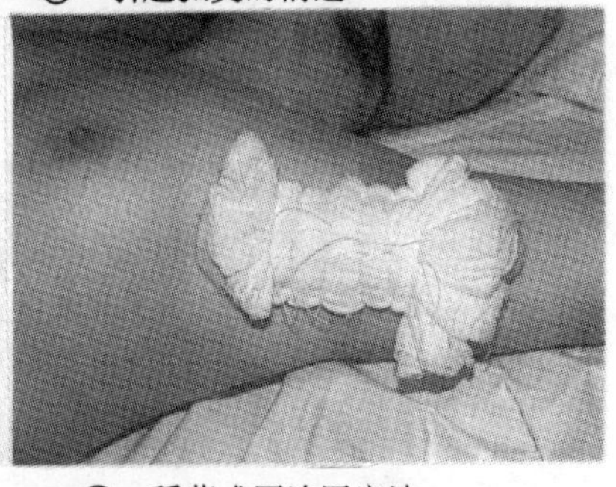

③ 稻葉式專利削除器
（皮下組織削除器）

④ 稻葉式壓迫固定法
（Double Tie Over 法）

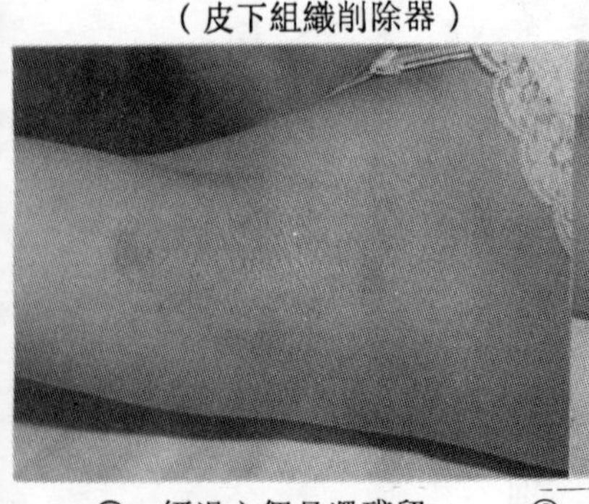

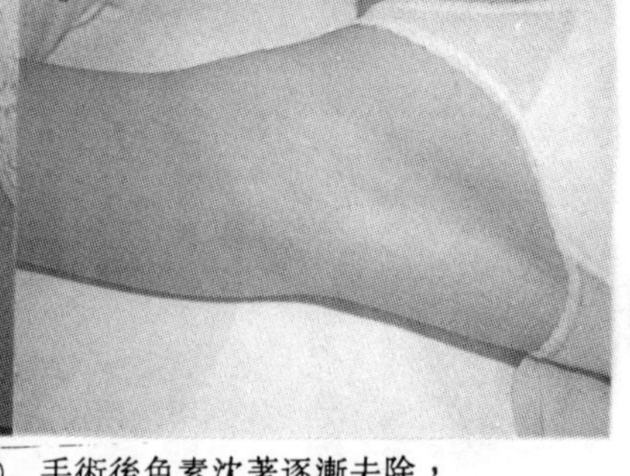

⑤ 經過六個月還殘留一些色素沈著

⑥ 手術後色素沈著逐漸去除，切開部分已經看不清楚了

採用舊手術法的不完全治療症例

⑦切除法：像這樣的大型疤痕會永久殘留，有礙觀瞻。同時腋毛部無法完全切除，會造成不完全治癒。

⑧　剪除法：腋毛部的中央沿著皺紋切開、用剪刀去除在皮膚內側的汗腺，這個方法同樣會造成不完全治癒。

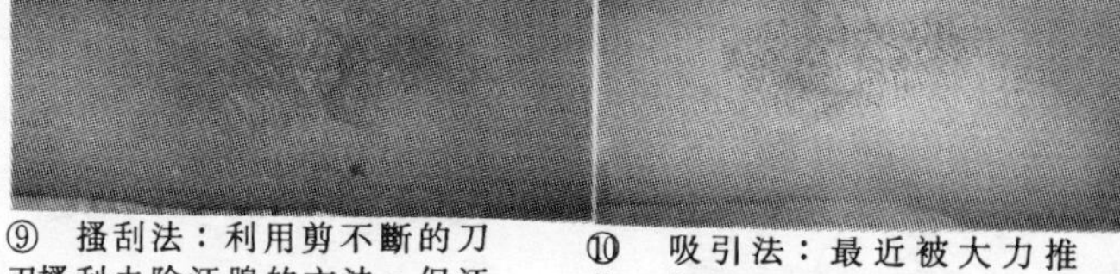

⑨　搔刮法：利用剪不斷的刀刃搔刮去除汗腺的方法。但汗腺、腋毛會再生，無法完全治癒。

⑩　吸引法：最近被大力推荐，宣稱不必切開傷口、不痛、也不需要住院，但實際上也是一種不完全治癒法。(5個月後)

稻葉式治療法的成功例

(可依照患者的意願使腋毛消失或再生)

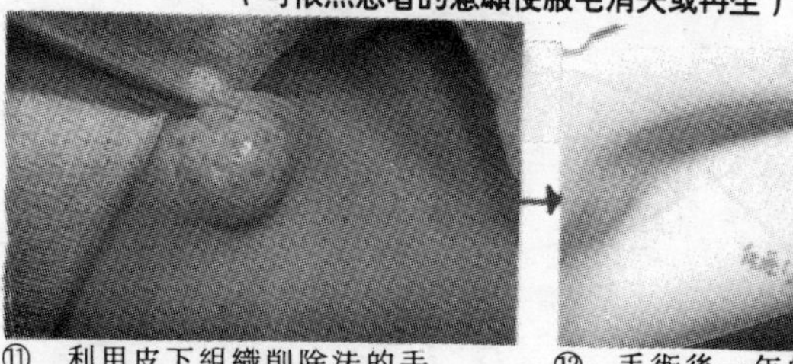

⑪　利用皮下組織削除法的手術。如按照上圖所示去除皮脂腺，則腋毛將如右圖一般無再生。

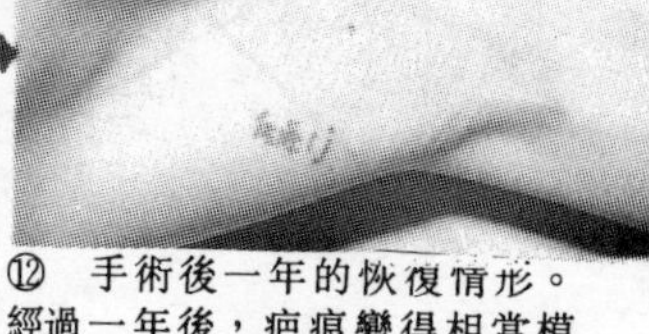

⑫　手術後一年的恢復情形。經過一年後，疤痕變得相當模糊，腋毛也不再長出。

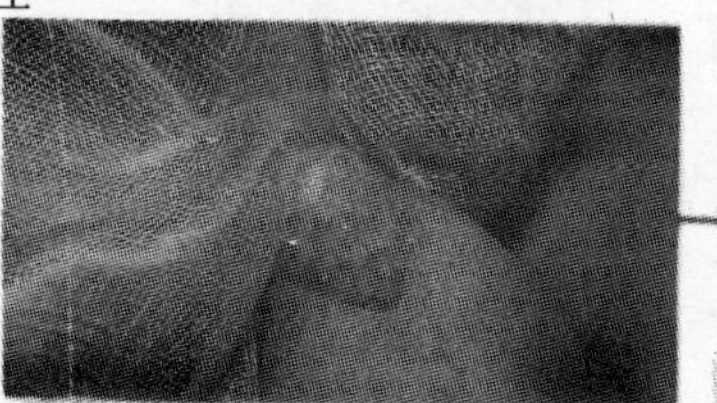

⑬　希望腋毛再生時，只要留下皮脂腺，腋毛就會如右圖般再生。

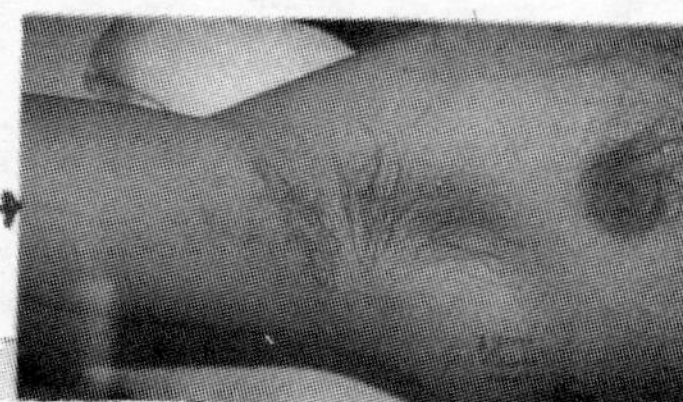

⑭　腋毛再生了！但如果希望腋毛大量再生，則汗腺可能會再發。

切除法的壞處

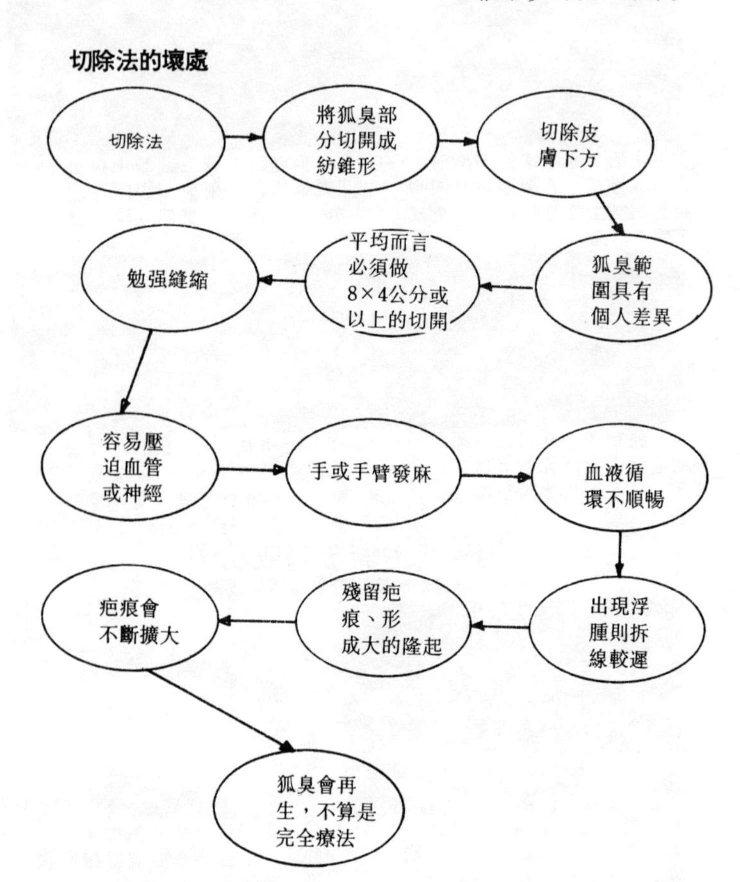

又會脫落或裂開。這麼一來，治療時間勢必要延長至二、三個月。

萬一傷口隆起、紅腫或留下疤痕，那可就糟了。疤痕不只難看，有時也會導致手臂無法上抬。

因為有上述的危險，所以，只能進行小部份的切除。手術後之所以會有狐臭殘留，理由即在於此。

手術剛完成後的疤

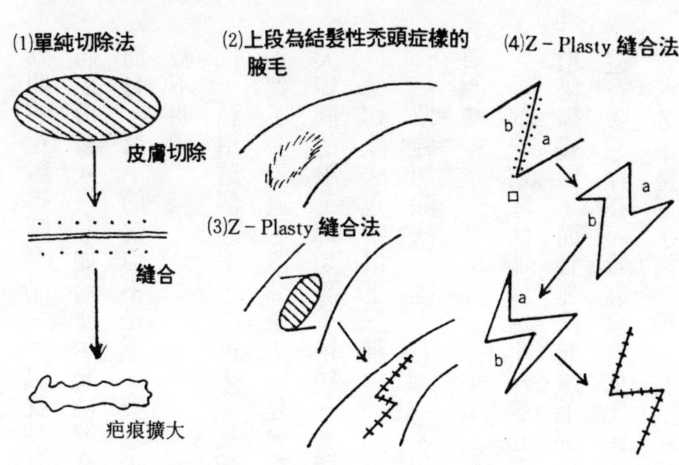

痕，是一條線，僅止於腋毛較少、較小的範圍內。但經過一段時間以後，疤痕會逐漸擴大。

以前的外科手術，並未針對傷口擴大採取預防措施，因此，隨著皮膚的緊繃，疤痕會不斷擴散。於是便形成周圍有毛密生，但傷口擴大的中心部位卻無法長毛，有如禿頭般的難看景象（上圖⑴、⑵）。

其後有人從整形外科的立場加以研究、改良。例如圖—⑶正中央的腋毛部切除後，必須追加進行圖—⑶下方的切開手術。這就是所謂的Z—整形手術，在整形外科極為盛行。利用此一方法，即使切除大片皮膚，也不會糾結在一起。此外，疤痕也不是呈一直線而是Z狀，看起來較不明顯，為其優點之一。

最早將Z—整形手術應用於腋下的是格雷里（一九五〇年）。其理論是：利用二個三角皮瓣的交換延長二點間的距離（圖—(4)）。也就是說，在圖①與②之間的疤痕等延長時，必須將皮膚切開，將皮膚瓣a、b如圖所示交換縫合，這樣就能延長①與②之間的距離，使傷痕不致擴大。而且，留下的傷痕不是成一直線，而是Z狀切開，部份疤痕會隱藏在皺紋內，因此看起來較不明顯。

利用這個方法，既可去除皮膚的緊繃，再加上縫合技術進步，是以切開部幾乎完全看不到了。不過，既然腋下還是會有疤痕存在，狐臭患者當然不會以上爲滿足。因爲在進行大範圍的腋毛部切除手術後，會留下大的疤痕，故而無法將腋毛部完全去除。

切除法包括以下三種：

單純切除法（圖—右(1)）＝指單純的切除、縫合。腋毛範圍較小時適用（參照一三五頁圖7）。

部份切除法＝僅將小汗腺和頂泌腺集中的腋下中央部切除的方法。缺點是周圍仍然有頂泌腺殘留，而且無法將腋毛部份完全切除，否則中心部的傷痕會更加擴大，再加上周圍還有腋毛存在，看起來有如禿頭一般，非常難看。

Z—整形手術（圖—右(3)）

截至目前為止的各種療法

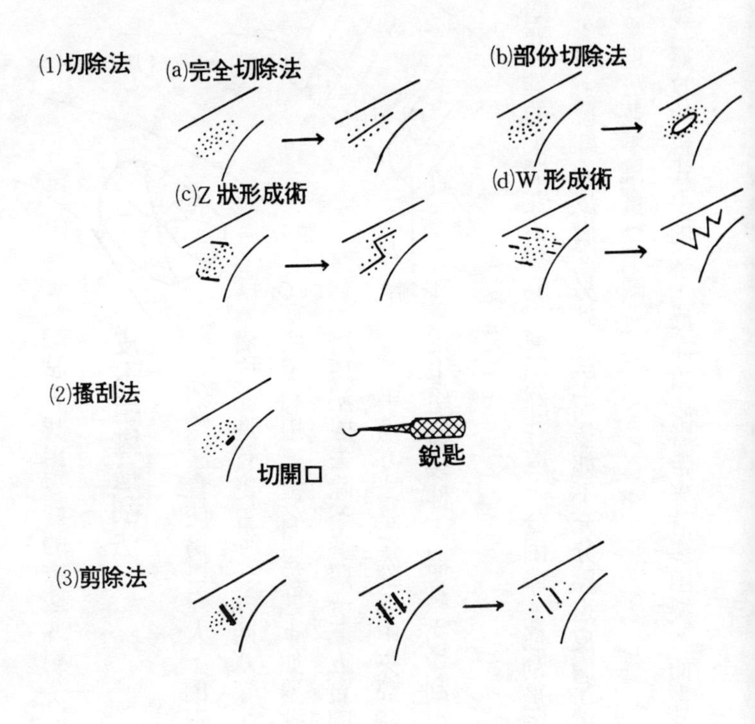

W—整形手術

Z—整形手術會留下較大的疤痕，爲免疤痕太過明顯，最好採用較小的Z整形手術。不過，由於疤痕會呈階梯狀不斷擴大，結果反而變得更難看。

總之，切除腋毛部的方法，不適用於較廣的範圍，反而無可避免地會使傷口擴大。目前許多大型醫院都還採用此一療法，但我認爲應該試著找出更好的方法才對。

皮下組織搔刮法

切除法會使傷口變大，倒不如以小型切開的方式由皮膚內側進行處置。一九四八年，名古屋大學的加納教授發明了利用一種名叫銳匙—如湯匙般的器具搔刮皮膚內側，將頂泌腺去除（參照一三五頁圖9）的方法。

手術方法是在腋下中央部或下側進行小型切開，撕開皮下組織後伸入器具，搔刮內側以去除頂泌腺（前頁(2)）。

壓迫固定法（使用絆創膏）

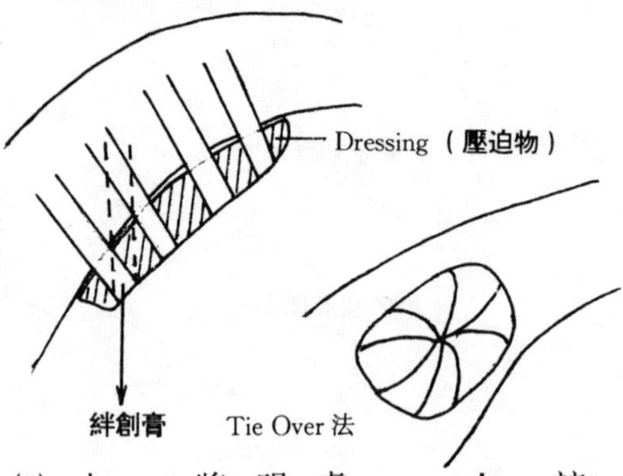

Dressing（壓迫物）

絆創膏　　Tie Over 法

但因器具的尖端並不銳利，要去除汗腺十分困難。搔刮過度時會傷及皮膚，導致皮膚內出血，留下發紅的皮膚。另外，手術後如不充分壓迫皮膚，可能會使皮膚腐爛。而以往採用的壓迫法並不確實（上圖）。

這些無效的舊式手術法，反而給患者帶來許多困擾。而在其解說書中也承認，完全治癒的機率只有六二%，如此一來患者自然不好再有所抱怨。爲免吃虧上當、白費精神，在動手術之前一定要經過審慎的考慮。目前，很多患者都放棄了以往的治療方法，轉至本院接受新的療法。

利用剪刀進行的剪除法（參照一三九頁(3)）

剪除法就是配合腋下的皺紋，進行一～二條約四公分的切開手術，再用剪刀剪除的方法。其優點是比較確實，缺點是手術操作較爲麻煩。這是因爲，手術時必須用手指將腋毛部的皮膚往上戳，將由切開部份露出的皮下組織切除；萬一切得太多，皮膚會受到損害；萬一切得不夠，狐臭和多汗的現象仍然殘留，因此需要極熟練的技巧。此法最大的缺點，就是很難確實剪除腋毛部兩端的部份。（參照一三五頁圖8）

剪除法要確實執行，就必須進行與稍後將會介紹的中間層植皮相同的剪除方法才行。希望腋毛再生的男性，基於筆者的皮脂腺説，可在使腋毛再生的情況下去除汗腺，但採用剪除法卻不能達到此一要求。此法的另一個優點，就是切開部位不大，因此能夠確實止血，壓迫固定也較爲輕鬆。因爲這個方法較爲確實，故目前廣爲美容外科醫生所採用。至於其缺點，則包括傷口較大、需要熟練的手術技巧、要確實除去皮下組織需要較長的手術時間，治療費用昂貴等等。

超音波、脂肪吸引法無法治癒狐臭

所謂的脂肪吸引法，是指將細管子插入腹部或大腿的贅肉吸出脂肪的方法。關西某知名美容外科醫生將脂肪吸引法應用於狐臭的治療上，而且還大登廣告，宣稱可以將脂肪細胞和引起狐臭的頂泌汗腺一併除去。但事實上，這個方法並不能根治狐臭（參照一三五頁圖10）。

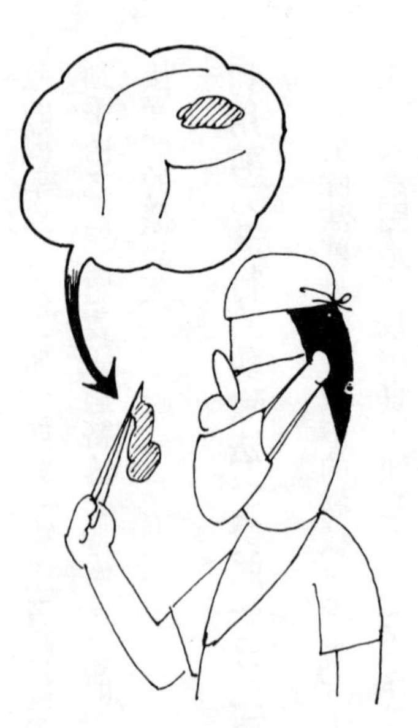

脂肪吸引法確實能夠去除頂泌汗腺，不過會導致大量流汗的小汗腺卻仍然殘留著，因此無法消除多汗的症狀。

就算從皮下脂肪層吸出很多頂泌汗腺，但小汗腺存在於接近表皮的真皮層，因爲不是脂肪層，故即使強力吸引也無法將其去除。

「接受脂肪吸引法後，不僅不能去除狐臭，也無法治癒多汗的症狀。」許多患者發出了類似的抱怨。我也曾致電那位知名醫師，詎料對方竟然表示：「我沒接到患者的抱怨啊！他們全都治好了。」

好不容易讓對方答應再爲患者動一次手術後，我立刻把這個消息告訴患者，不料患者卻不肯領情：「我不想再到他那兒去了」。

另外一位美容外科醫生則在報上刊登廣告，宣稱其所實施的「利用超音波的快速式治療法」，「當天即可正常上班、約會」，其至還出了一本書專門介紹這個治療法呢！一聽到「超音波」「快速式治療法」，很多人會直覺地認爲這是一種尖端技術。其實，這也是「脂肪吸引法」的一種，不同的是他所用的是超音波，先前那位關西名醫用的是吸引管而已。

超音波的功效，僅止於破壞脂肪細胞，亦即只能像那位關西名醫一樣，進行脂肪細胞和頂泌汗腺的吸引而已。因爲不能去除小汗腺，自然也無法擺脫多汗、狐臭等症狀。如果硬要去除小汗腺，將會引起燙傷。

筆者曾經將患者的感嘆、不滿告訴這位超音波醫生，並且詢問對方：「依你看，患者的煩惱，究竟是來自狐臭還是多汗呢？」

這位醫生回答：「當然是狐臭嘍！只要去除頂泌汗腺即可。若能達到一半的效果，他們就應該滿意了。」對方的回答令我不禁啞然失笑。

不瞭解狐臭患者的「真正煩惱」「真正原因」，只進行自己認爲適當的治療，並且毫無愧色地收取昂貴的醫療費用——我真爲這位醫生感到羞恥，覺得他不可原諒。

身爲治療狐臭的專門醫生，筆者要在此大聲疾呼：「千萬不要爲形象所騙，一定要接受自己能夠同意的手術。」

什麼是狐臭的理想治療法？

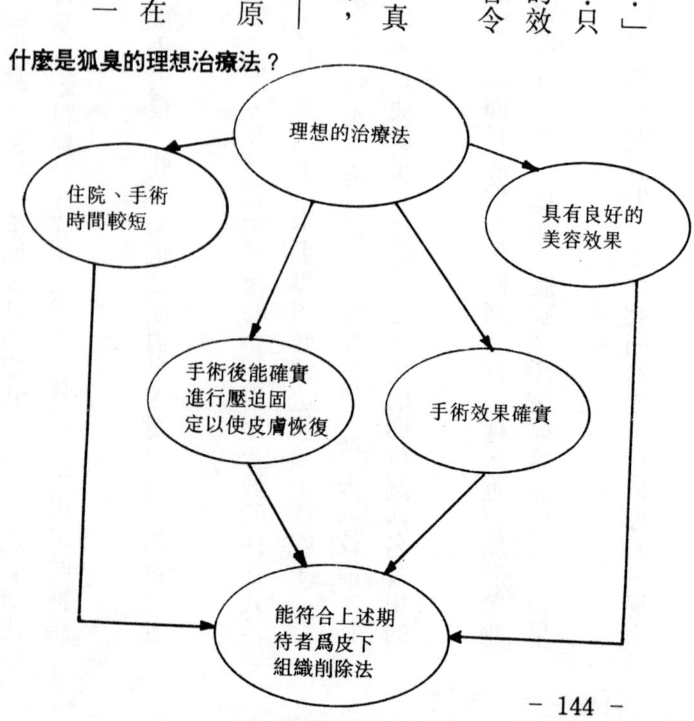

以往的治療法無法治癒狐臭

先前所述有關難病狐臭的治療法，或許稍嫌艱澀，但如果各位曾仔細閱讀，那麼，你會發現，這些方法中没有一種能令你滿意。藥劑療法對症狀較輕的人確實有效，對重症狐臭患者則不具有實效，頂多只是暫時減輕症狀而已。

屬於理學療法的電解、凝固法，必須將四〇〇根腋毛逐一拔除，這對醫生和患者來說都是一件非常痛苦的事。更何況，花了那麼多時間未必就能收到實效，而且多汗的原因也無法去除。更重要的是，治療並不只有一次，有時可能多達數十次，在經濟上會造成很大的負擔。

以往的手術療法，雖然能去除狐臭，但是卻容易復發、留下疤痕，而且疤痕會逐漸擴大，因此，不能算是完全的治療法。接受手術之前，必須針對手術方式進行檢討，否則可能會留下無法痊癒的傷痕，同時爲舊疾復發所苦。

總之，以往對於狐臭的治療，没有一種是完全的治療法，因此，患者自然無法自狐臭的煩惱中獲得解放。

■ 2 ■

多汗症、狐臭能完全治癒

何謂理想的治療法？

那麼，理想的狐臭治療法是什麼呢？既然藥劑、理學療法都不具有確實效果，那麼除了手術療法以外別無他法。

要在手術療法中尋求理想療法，必須滿足以下四大要件：

①必須符合美觀的要求。亦即疤痕不能明顯。因此，手術切開的部份必須很小。

②手術必須具有確實效果。因此，要使用利刃連根挖除皮膚內側的汗腺等。

③爲了手術後的皮膚恢復，壓迫固定必須確實進行。換言之，削除的皮膚下有血液積存、營養無法送達皮膚等現象必須加以防止。

④治療期間要短。直到恢復之前，如果一直需要他人照顧，那就麻煩了。再者，狐臭

患者具有强烈的自卑感，不想讓他人知道自己的情形，因此治療必須在短時間内完成。

能夠滿足以上條件的，才稱得上是理想的治療法。經過二十年的研究，筆者終於開發出「稻葉式皮下組織削除法」。具體而言，滿足①、②項條件的是皮下組織削除器的開發，滿足③、④項條件者，則是縫合式壓迫固定法（Double Tie Over）的開發。

那麼，爲什麼完善的治療必須要有這兩者互相配合呢？以下就爲各位具體説明一下研究開發的經緯。藉著這個方法，各位將可以永遠地自狐臭的煩惱中獲得解放。

獨特的皮下組織削除器的開發

距今二十多年前，筆者也是採用電解、凝固法來治療狐臭。但是，逐根治療腋毛不僅費時費力，而且未見成效，因此，我很快就意識到必須有所突破才行。

這時我突然想到：利用搔刮法、剪除法等小部位切開手術，是否能確實去除皮膚内側的頂泌腺和小汗腺呢？於是以此爲方向，開始致力於研究開發。

在幾經思考、不斷改進之後，終於發現了一個使用利刃以某種角度伸入皮膚内側削除患部的方法。採用這個方法時，必須由皮膚表面對利刃面平均施加壓力。要以何種方式來施加壓力呢？這就是我腦海中的構想。

其次，是將構想轉變爲實際行動。最初是用平板壓雞皮和兔皮並拉扯利刃，不料卻因切得太多而告失敗。經過一再思考和多次的錯誤實驗之後，我從某人「利用滾筒朝利刃面按壓……」，這句話中得到了啓示。於是我積極連絡機械製造商，請他們幫我做一套試驗品出來，但卻遭到拒絕。所幸在朋友的協助下，經過二年的時間，終於完成了試品。這個試品是使用一般手術用的布片鉗子，並且裝上滾輪和安全削刃，構造非常簡單。眼見一心期待的治療器具終於問世，我自然喜出望外。爲了確認沒有人和我有相同的想法，於是我提出專利申請。

試作器具完成後，我立即展開動物實驗。工具本身或許不夠完善，但是卻能削除皮下組織；經過幾次實驗、熟悉了操作技巧以後，我的自信也增强了。

筆者將這個削除器具稱爲「A型削除器」。

然而，當其實際應用於臨床上時，並不是一開始就進行得非常順利。例如，起初還是會殘留一些臭味，在手術期間會傷及剝離皮膚，或者無法隨心所欲地進行削除作業等。所幸獲得患者的合作，三年後我的信心大增：「這樣就ＯＫ了」。我將這段期間的體驗寫成

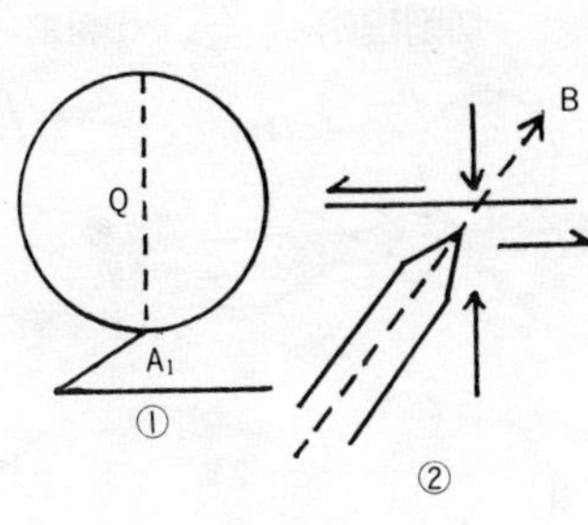

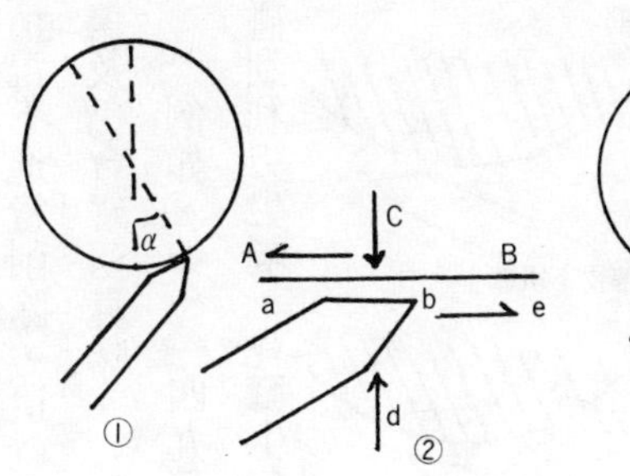

論文，以「腋臭症之觀血療法的一新法」爲題，於一九七一年在日本醫事新報上發表。

在這同時，我還取得削除器的專利權。這意味著，我的狐臭療法是獨一無二的，沒有任何一位醫師和我有相同的構想。對此，我一則以喜、一則以悲。

其後我又不斷地進行改良，因而有改良型、B型削除器（一三四頁圖③）的問世。

利用削除法去除狐臭

如何在安全、迅速、確實的原則下，削除狐臭的元凶皮下組織，是最主要的課題。因爲，唯有削除皮下組織，才能完全去除狐臭。

由於是要以小型切開的方式，從皮膚內側以利刃削除皮下組織，故必須用滾輪壓住皮膚表面，在利刃與滾輪保持平行的情況下進行削除，這就是A型削除器的基本，是理想型、不動的。其缺點是會造成皮膚損傷及仍會殘留臭味。

例如，如（一四九頁）右上圖①所示，如果抵住部份滾輪的中心軸垂線的接點（A1）碰到利刃尖端，會發生何種情形呢？由右上圖②放大的部份可以知道，當挾住皮膚拉扯時，利刃會朝B的方向進行，結果會傷及皮膚。

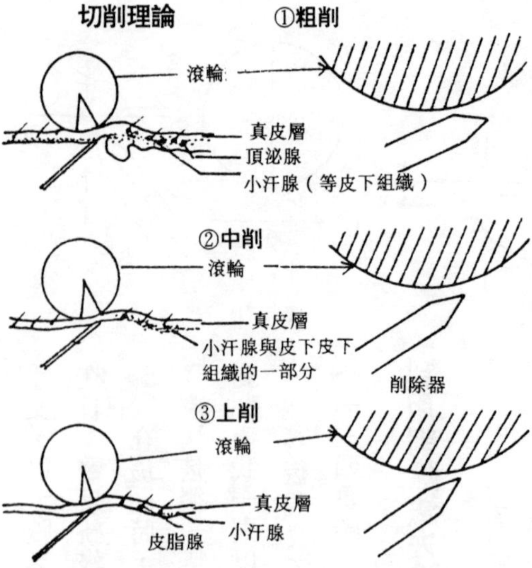

是以只要將抵住部份滾輪的面與利刃面保持平行，讓利刃朝內側移動即可。

詳見（一四九頁）圖左上①，左上②是放大的部份。也就是說，只要固定讓利刃a、b與滾輪面A、B保持平行即可。結果如箭頭所示，當加諸c、d的壓力，即使朝e的方向拉扯，也不會傷及皮膚。像這樣，使用利刃，由皮膚表面對利刃面使用抵住部的滾輪，即可安全、迅速地去除皮下組織。

切削理論

①粗削
滾輪
真皮層
頂泌腺
小汗腺（等皮下組織）

②中削
滾輪
真皮層
小汗腺與皮下皮下組織的一部分
削除器

③上削
滾輪
真皮層
小汗腺
皮脂腺

如果將抵住部滾輪的直徑增大，則與利刃面更容易保持平行。此外，滾輪面帶有細的橫溝時，可增强與皮膚的摩擦，這樣就更容易送入皮膚了。

針對這方面加以改良的結果，乃有改良型、B型削除器的產生。此外，相對於抵住部滾輪面的利刃面可以移動、改變切削角度，亦即利用B型削除器具可以進行粗削、中削、上削等三種削除方式。這和木匠在削木板時，最先採用粗刨方式，其次採用中刨，接著再以上刨方式做最後的修飾是一樣的。

接著再爲各位介紹其構造和削除情形。

(1) 以粗削方式削除大半皮下組織

在此階段，首先將抵住部滾輪的中心軸垂線與利刃前端所形成的α角擴大，感覺好像

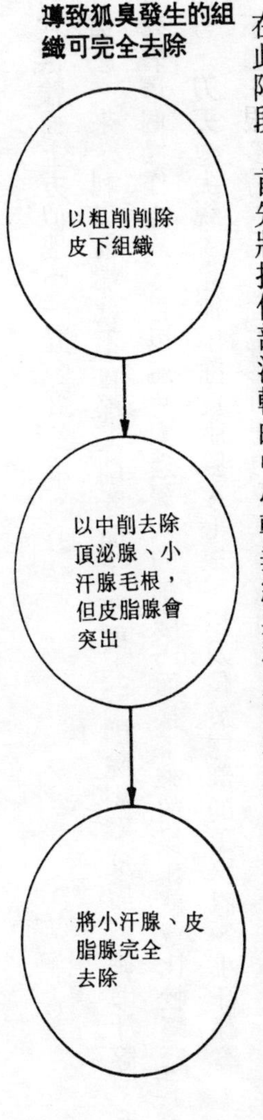

利刃在滾輪面上方似地（一五〇頁。粗削①）。

這麼一來，利刃前端就不會深入削除面，而能大致削除剝離皮膚內側的汗腺、毛根等。藉著這個操作方式，可以避免太過深入的削除，而接下來的操作就會比較輕鬆了。一般而言，刀刃愈尖銳，愈能削除皮脂腺、毛根，以及位於深部的頂泌腺、小汗腺等。

不過，很多時候毛根會脫離周圍的皮下組織而殘存下來。

(2) 以中削方式大致完全削除

縮小α角，如圖一五〇頁—②右側所示，利刃面與滾輪面保持平行。

藉此可以去除粗削後仍然殘留的部份毛根，及位於較淺處的頂泌腺等。當削到這個程度時，支撐皮脂腺的組織會消失，如粟粒般突出。希望腋毛再生的男性，這時應保持皮脂腺突出的狀態，不要再削除了。

(3) 以上削方式達到完美境界

接著便進入最後的修飾階段。繼續縮小α角，利刃面如圖一五〇頁—③右所示加以裝配，感覺利刃好像有點豎立似地。

藉此即可削除接近真皮層的小汗腺、皮脂腺，將導致狐臭的元凶頂泌腺、小汗腺、皮脂腺完全自腋下去除。不希望腋毛再生的女性，只要以此方法去除皮脂腺即可實現願望。

經歷過以上三個階段後，便可與長年困擾你的狐臭告別了。但，如果沒有足夠的經驗，上述操作將很難進行。據我看，至少要累積五〇〇個症例以上的經驗才算足夠，並非只要有B型削除器具就能進行。

手術後的壓迫固定法掌握恢復的關鍵

以上述方式去除狐臭發生的元凶後，接下來就很簡單了。那就是，儘快復原。和費盡千辛萬苦才爬到山頂，當然也要平平安安下山的道理一樣，好不容易去除元凶之後，自然不能掉以輕心，因爲還有許多潛伏的危機在伺機而動。

對狐臭手術而言，要使削薄的皮膚復原，防止腐爛、壞死，可說十分困難。剝離的皮膚若是壓迫固定做得不好，則血液會積存在皮膚下形成血瘤，致使細胞壞死。尤其是本消除法，只利用一公分的切開部位進行操作，無法確實止血，故比一般植皮術更加困難。

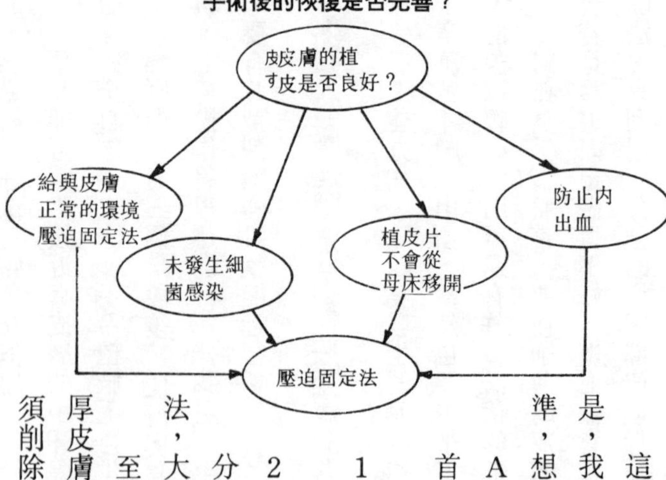

這時就必須要有完全不同於以往的新處置法才行。於是，我以現今植皮術所用的壓迫固定法（Tie Over）爲基準，想出了更新的方法。

A 植皮術共有幾種？

首先來探討現行的植皮術。

1 分層移植術
- a 薄分層植皮術
- b 中間分層移植皮術
- c 厚分層植皮術

2 全層植皮術

分層植皮術是指在真皮層部份移植各種厚度皮膚的方法，大致可分薄、中厚、厚三種。

至於全層植皮術，則是指包括表皮和真皮部在內，將厚皮膚移植到皮膚缺損部位的方法。以狐臭爲例，由於必須削除皮脂腺膨脹的部份，因此要以中間分層的植皮術爲準。單皮的厚度愈薄愈容易附著，由這個意義來看，中間分層植皮可將血管網發達較薄的真皮層接到移植床上，因此更容易附著。

植皮術的重點，在於移植未與血管相連的皮膚，並使其與血管相連。

爲了維持移植細胞的生命，最初四十八小時需要與細胞之間的組織液的循環，血液循環通常會從第三天起開始恢復運作。

爲了使植皮緊密結合，必須具備下述條件。

①植皮片不可移動。

②植皮片與母床間緊密結合，不使其出血。

③不可感染細菌。

④給與皮膚正常的緊張度。

而滿足這四個條件所不可或缺的是壓迫固定法。說壓迫固定法掌握了手術後腋下皮膚恢復的關鍵，可說一點也不爲過。

B　以往的壓迫固定法

現在來探討一下以往的壓迫固定法。

(1)單純壓迫法

一般經常採用的方法，將脱脂棉、紗布、海綿等捲起墊在腋下，以絆創膏或繃帶加以固定即可。（參考一四〇頁）

這時若壓迫物不大，將無法產生效果。反之，一旦壓迫物太大，移動上臂時可能會使皮膚片挪移，形成二次內出血，是引起血瘤、使皮膚壞死的原因。

此外，上臂放下時會壓迫神經或血管，引起浮腫、發麻。這時，大部份大型醫院都會要求病人要有看護照顧，並保持絶對安靜。有的則將上臂用石膏加以固定吊起，因此如廁、用餐均相當麻煩。

使用絆創膏的話，皮膚敏感的患者可能會引起皮膚炎。或者形成水泡，導致二次皮膚糜爛，如不充分固定，可能會留下發紅的皮膚。

換言之，壓迫固定法固然有其必要，但是光靠單純壓迫法顯然還不夠。

(2) Tie Over 法

所謂的Tie Over法，是在紗布上（Over）與皮膚緊緊結紮（Tie）加以固定的方法。

植皮片與健康部縫合但不拆線，利用此線由上方綁住覆蓋在植皮片上的綿紗布等，稱爲Tie Over法。

（參考一四〇、一五八頁(1)）

某位醫師在剪除法之後以此作爲壓迫固定法，發現效果十分理想。但事實上，這時上臂還是不能放下，而上臂活動會使剝離皮片脫落的缺點也沒有解決，因此，這個方法目前是在完全止血之後植皮的一般植皮術才加以利用。

(3) Tie Over法的變法

一九七二年，筆者嘗試採用Tie Over法的變法。方法是將與皮膚母床的皮下組織互通的結紮線，和壓迫性紗布、植皮片綁在一起，藉此減少壓迫物。

利用這個方法，可減少壓迫紗布的量，而上臂不論是放下或置於胸壁，由於壓迫物隱藏在腋下，故不會引起血管障礙或神經壓迫等症狀。此外，放下手臂時的運動量，也可以隨心所欲。

但因皮膚的壓迫很難保持均衡，容易導致部份皮膚壞死、糜爛或脱落，再加上必須和神經、血管一起結紮，所以我不建議各位這麼做。

於是，我又發明了更新的壓迫固定法。

(1) Tie Over **法**

植皮片

移植皮膚時，確實做好移植床的止血，縫合移植片的線留長些，並在移植片上覆以一塊大紗布再將其綁緊的方法。

(2) Tie Over **法的變化**

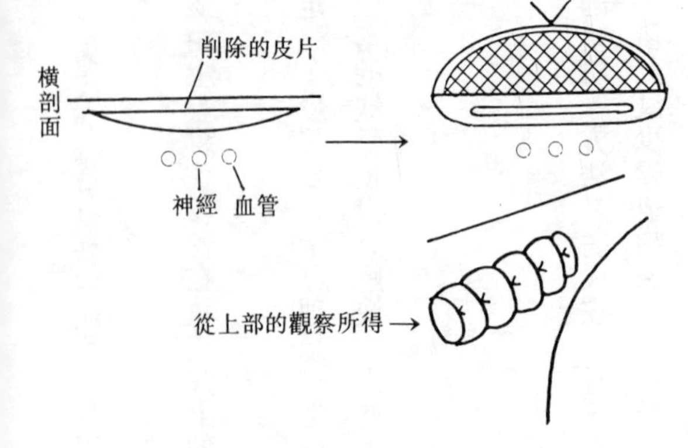

從上部的觀察所得

(4) 撈縫式壓迫固定法（Double Tie Over 法）

基於追求完美的信念及手術後的美觀問題，我發明了撈縫式壓迫固定法，亦即Double Tie Over 法。

和以往不同的是，Double Tie Over 法必須避開穿過腋下中央部的血管神經進行壓迫（上圖）。亦即由健康的皮膚開始，將A紗布的一端撈縫，A紗布的另一端則與健康的皮膚撈縫，然後在A紗布的上方蓋上B紗布加以結紮。因爲壓迫紗布有A、B二層、結紮線也是二層，故稱之爲Double Tie Over 法或「撈縫式壓迫固定法」。

具體加以說明之後，相信各位一定會同意我的作法。

撈縫式 Tie Over 法

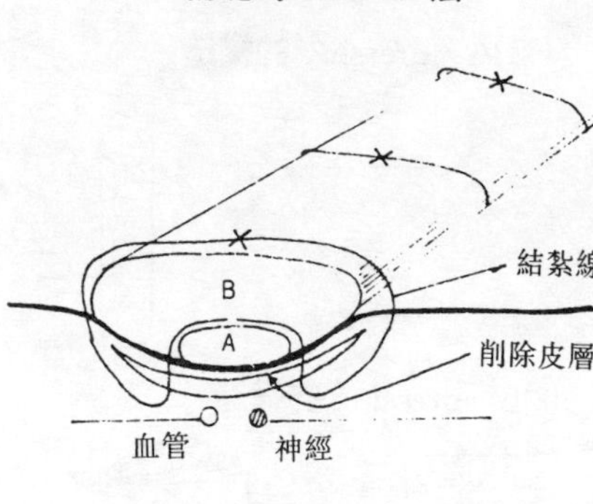

（甲）壓迫紗布的作法

製作A、B二種壓迫紗布。

Dressing 的作法

(1)A－dressing 的構造

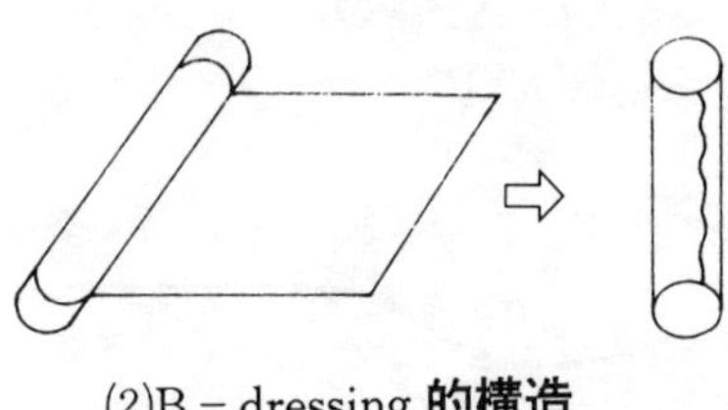

(2)B－dressing 的構造

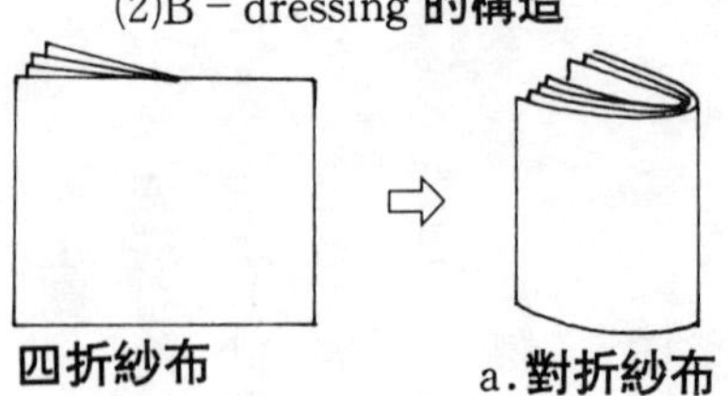

四折紗布　a.對折紗布

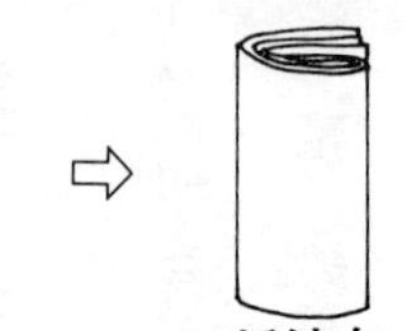

四折紗布　b.三折紗布

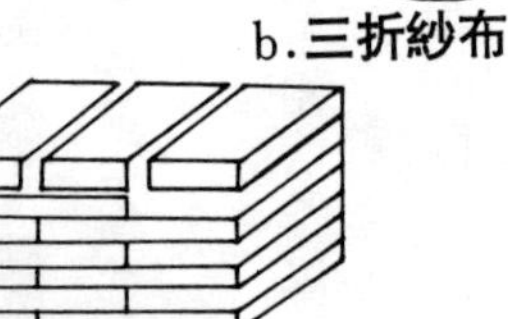

c.Dressing 的疊法

A紗布的作法＝青梅綿作成滾筒狀、香菸狀，用一片紗布捲起。粗細為削除皮片短軸寬度的二分之一。

B紗布的作法＝鋪在A紗布上方的B紗布，作法是將一尺的紗布折成四折，作成二折、三折二種紗布。然後以如圖所示的方式堆積，最上方排三列三折紗布。翌日，將最上方的紗布去除，有助於減輕緊張度。在其下方的二折紗布則交互重疊，重疊情形依削除皮片的寬度酌量增減。

Double Tie Over 法為什麼很好？

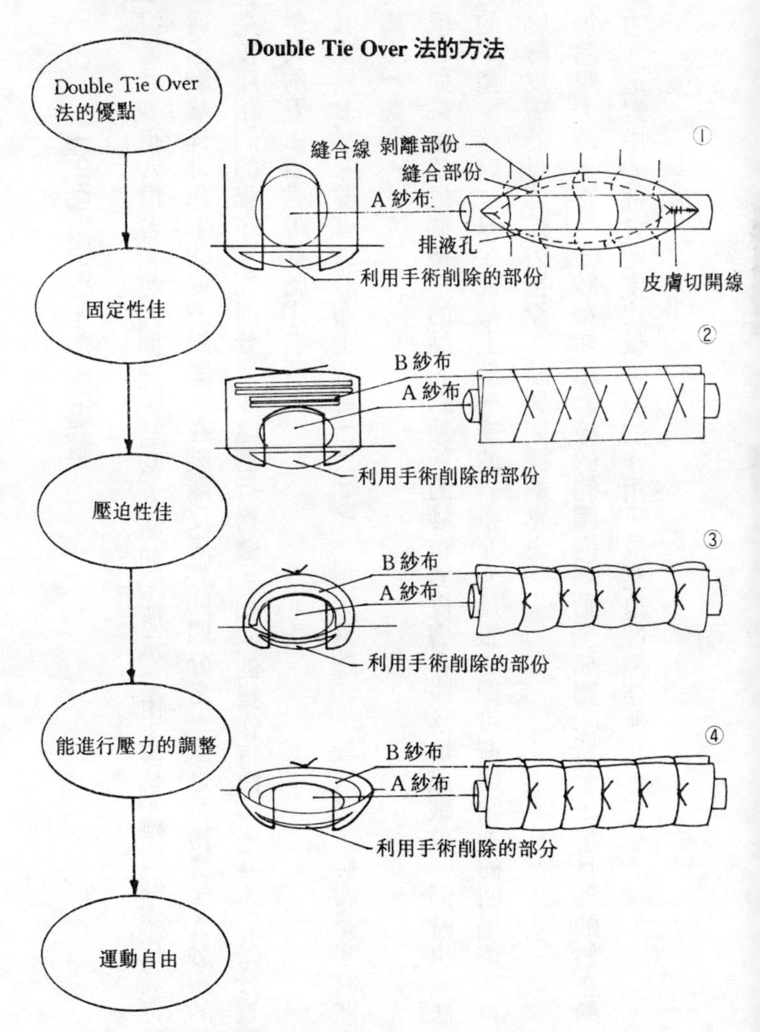

（乙）Double Tie Over **法處置**

滾筒狀紗布A沿著剝離部擱置，結紮方法如①所示，由未曾剝離的健康皮膚部份刺入，通過剝離部母床下的皮下組織，在剝離皮膚外的四分之一處進行撈縫，A紗布的另一端也是按照相同的程序，在四分之一處進行撈縫。相同的操作每隔一．五～二公分進行一次，總共約五～六處，如圖①右所示。

其次將B紗布蓋在A紗布上進行Tie Over。用力緊縮二～三次後，紗布呈半月狀隆起於皮膚上（圖③）。

但，如果維持這個樣子的話，結紮部的紗布與皮膚會脫落形成皺紋，同時也無法取得壓力的平衡。這時，只要使最上部一邊的紗布充分擴張，即可避開結紮的凹陷處，再用手掌對剝離皮膚的母床強力按壓，給與同樣的壓力。

加諸壓力時，A、B紗布在結紮線的範圍內移動，如圖④所示，半月形的紗布給予母床壓力。這對中心部會產生比較強力的作用，故壓迫性極佳。

（丙）Double Tie Over 法的特色

這個方法：

①固定性、壓迫性良好。

②能調節壓力。

③減少壓迫紗布量。

④運動自由，且皮片不會移動。

手術當天爲了止血，必須強力壓迫，翌日起即可去除部分紗布，進行壓力調節，藉此改善皮片的血液循環，確實達到壓迫固定的效果。其缺點是，必須將針由削除部份外側的健康皮膚刺入進行撈縫，會暫時留下疤痕，不過這並不是問題。基於這點，不只是治療狐臭，連其它植皮術也可以利用這個方法。

以上的解說或許太過專門，但卻是狐臭手術後的處置重點，還請各位多多忍耐。

藉著這個方法，你就可以從以往的難題中解脫了。

■3■ 稻葉式劃時代療法的實際

稻葉式皮下組織削除法

截至目前爲止，採用以往的藥學、理學及手術療法，並不能治療令人苦惱的狐臭。但是，只要使用由筆者開發的稻葉式皮下組織削除器清除狐臭的原因組織，再利用Double Tie Over法，這個劃時代的壓迫固定法，即可完全治癒狐臭。

所謂事實勝於雄辯，儘管你對根治令人苦惱的狐臭的手術究竟如何進行並不瞭解，但只要看過以下的臨床介紹，相信一定會對這個方法更具信心。有關手術的具體內容，可由以下的敘述得知。

(1) 手術前要先刮除液毛進行消毒

爲不欲人知的狐臭所苦的人，對於手術多少會有一些抵抗感。不過，想要治好狐臭，卻不欲傷害身體的心理，人皆有之。

但事實上，切開部份的傷口只有一公分而已。而且，疤痕會恢復到比切開時更小。這麼小的切開手術就能解決困擾已久的煩惱，想必很多人都不敢置信。

手術前，患者要先躺在手術台上，雙手手指交疊擱在頭頂部，上臂呈外轉位，露出腋下以方便進行手術。接著完全刮除液毛，展開消毒等準備工作。

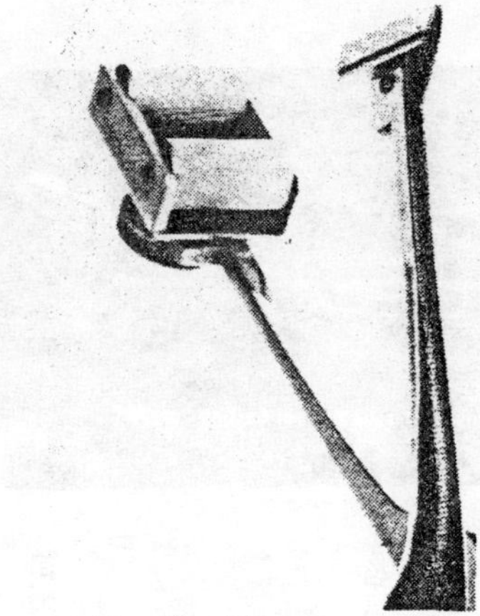

(2) **對腋下進行局部麻醉**

其次，在進行手術的腋下部份，使用低濃度、稀釋過的〇・一五%的塞羅卡因、鹽酸腎上腺素二、三滴，對剝離處進行局部麻醉。這時，接觸肌膜處給予淺麻醉較易剝離。剝離需要大量注射，故即使是低濃度也具有效果。

完成局部麻醉後，手術時完全不會感覺疼痛，甚至

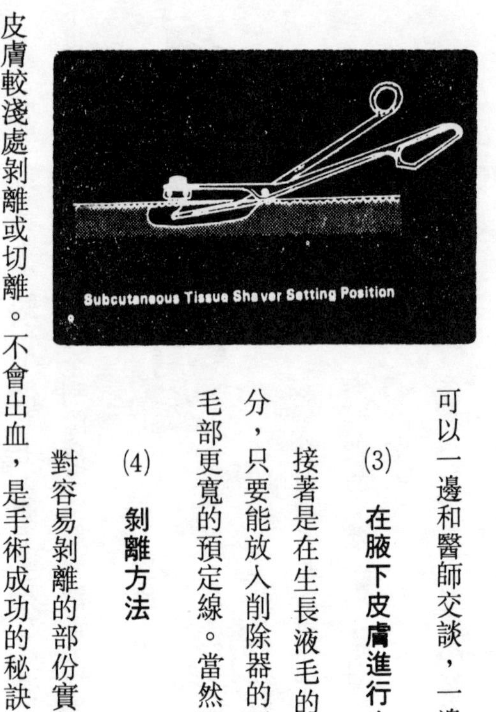

可以一邊和醫師交談，一邊接受手術。

(3) **在腋下皮膚進行小的切開**

接著是在生長液毛的外側，亦即上臂部份切開約一公分，只要能放入削除器的刀刃即可。此外，要預留一條比液毛部更寬的預定線。當然，切開時完全不會感覺疼痛。

(4) **剝離方法**

對容易剝離的部份實行局部麻醉，再使用利剪盡可能將皮膚較淺處剝離或切離。不會出血，是手術成功的秘訣。

(5) **清除狐臭發生組織**

這時開始清除導致狐臭的頂泌腺、小汗腺、皮脂腺等。

首先用紗布按住乳房側去除剝離皮膚的緊張，使削除面保持平坦。進行削除時，要使用粗削、中削、上削等三種削除器。最初的粗削，幾乎削除了全部皮下組織，於是皮膚內側的脂肪組織、毛根和頂泌腺就會露出。

接著進行中削，以及做最後修飾的上削。

進行削除以後，毛根部確實削除，露出真皮層、皮脂腺隆起。不希望液毛再生的人，必須將緩和略帶白色的真皮層之間露出的皮脂腺一併削除。將真皮層中有如結合組織、略帶紅色的組織細胞完全削除以後，頂泌腺、小汗腺和皮脂腺即可完全去除。只是，這個方法必須累積很多經驗才能進行。

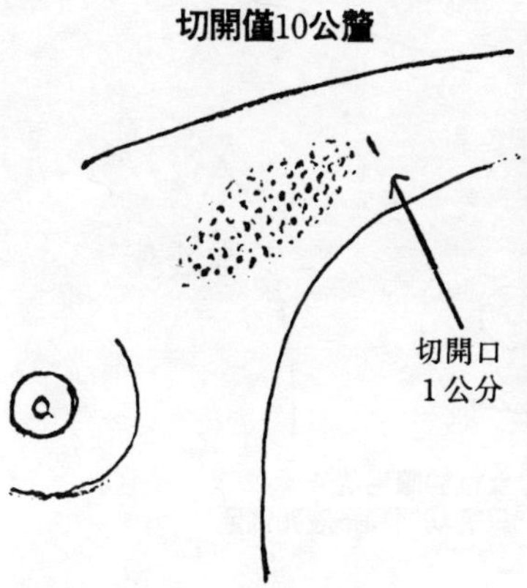

切開僅10公釐

切開口
1公分

(6)　**切開排液孔**

在皮膚切開的相反側，留下約二公釐的小排泄孔，另外並在上部（鎖骨側）留下一、二處，下部留下二、三處，中央部留下三處。

(7)　**縫合皮膚使其復原**

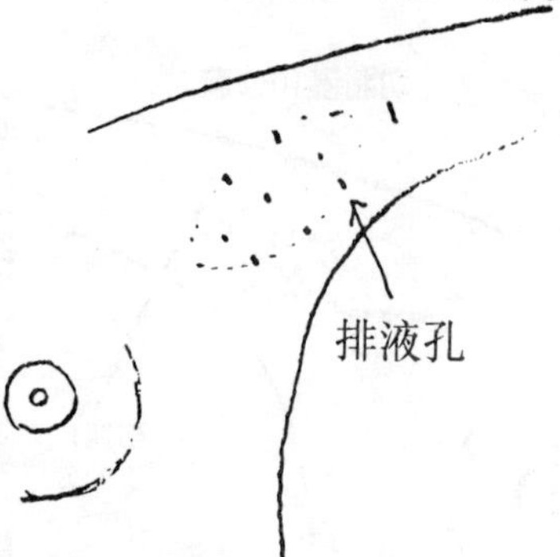

狐臭發生的削除作業，到此告一段落。接著將削除面擦乾淨，排除血液、削除物，並用尼龍線將切開皮膚縫合。

不過，上臂側最前端的部份，必須稍微張開。這是因爲剝離部呈紡錘形，容易排泄，同時也比較美觀的緣故。

(8) 手術後處置利用Double tie Over法可達完美境界

由於切開部份只有一公分，不進行止血，因此手術後的壓迫固定必須採用Double tie Over法，才能達到完美的境界。

排液孔

女性的腋毛消失，只有切開和排液孔殘留

最近，我嘗試將A紗布擱在其上，剩下的部份則用一～二條小的A紗布覆蓋，結果獲得了更好的壓迫效果。

此外，爲了預防皮膚乾燥及細菌感染，必須塗抹含有氯黴素的軟膏，這樣既不會形成潰瘍，又能塑造出理想的形狀。目前有些醫院試用的壓迫繃帶，在此完全不予使用。

(9) 手術處置一邊只需十分鐘即可結束

談到手術，很多人都會擔心時間問題。因爲時間一旦拖長，削薄的皮膚會產生毛病，這是任何人都不願意見到的結果。

事實上，如果技術熟練，一側所需的手術時間只要十分鐘即可結束。再加上消毒的時間，兩側的手術三十分鐘便足夠了。

⑽　手術後在行動方面沒有特別限制

手術後必須保持絕對安靜，是一般的常識，但在這裡則完全不然。

由於狐臭手術對手術、手術後的處置十分完善，因此，只要在本院的管理指導之下，患者手術後的行動不受任何限制。

手術後過了二～三天，可以去除部分Tie Over，工作性質比較輕鬆的人，可在此時出院回家靜養。由於Double Tie over 法所進行的壓迫固定相當完善，是以對事務性工作並不會構成妨礙。令人感到困擾的部份，是手臂不可靠在胸前。換言之，只要是在拉開手臂的位置，做任何工作都可以。

採用Double Tie Over 法時，完全拿掉紗布需要六天的時間。患者若能儘量保持安靜，則出血和疼痛較少，效果也較爲理想。

手術剛完成後，上臂即可自由活動，故可自行如廁、用餐，不需有人在旁看護。患者如果想要洗頭、淋浴，本院有專人負責。我相信，很多患者都感覺到了，這種手術方法比以前的手術更爲簡單、有效。

在第六天拿掉所有的壓迫紗布後，只要再注意二、三天，平均大約十天即可重新返回工作崗位。這是以往任何一種狐臭療法都辦不到的，故值得大書特書。

⑾ 對合併症迅速採取處置

幾乎不必擔心合併症的問題。不過，即使在削除到極限時，不幸引起合併症，也只需住院二、三天即可控制住。當壓迫紗布被出血染紅，或是皮下出血嚴重時，只要重新進行Double Tie Over法就可以了。不過，我認爲一個負責任的醫生，絕對不能讓遠地患者以門診方式接受本削除手術。

⑿ 手術後第六天拆除覆蓋物

壓迫固定法非常完善，故而恢復迅速，行動也很自由，但腋下是比較容易活動的部位，爲了預防萬一，最好等到第六天才去除剩下的覆蓋物或拆線。

大約一週内皮膚仍會留在原先的部份，這時不要勉强撕開。等到十天以後，隨便你要怎麼做都可以。即使伸直手臂工作，也不會形成皺紋。

⒀ 手術後的經過

接受手術的人，當然會很在意手術後的經過情形。在此爲各位叙述一下手術後的經過。

一般而言，手術後大約一個月内，排液孔及皮膚切開部還會留下一些疤痕，但隨著時間的經過，疤痕會逐漸消失。

就症例來看，手術後過了六個月，雖然每個人的體質不同，但皮膚多少會有色素沈著現象。隨著技術的進步，目前像這樣的例子已經減少了。

手術後經過大約一年，當初切開及接受手術的部份，甚至已經完全看不出來了。因爲毛並没有再生，所以會有色素沈著的現象出現，但色素問題會因症例不同而有所差異。

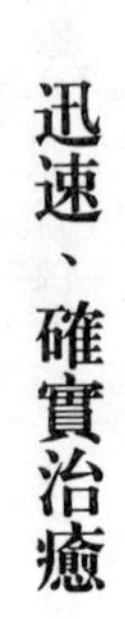

4 迅速、確實治癒

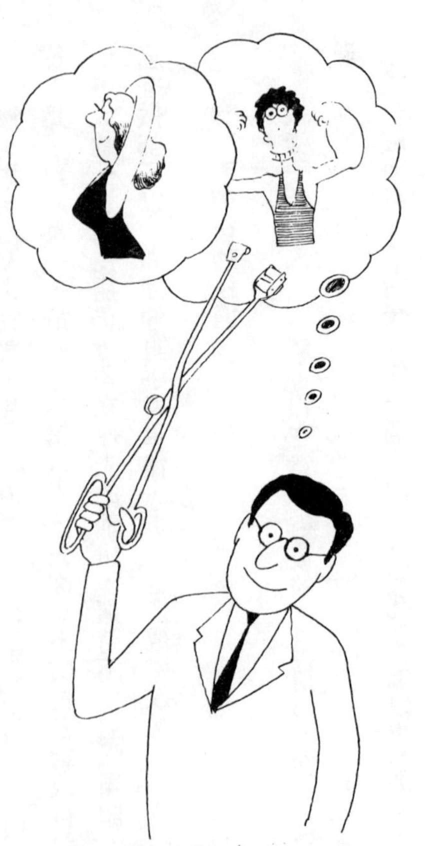

削除法為狐臭的完全治療法

完全治癒

搔刮法和剪除法只將皮膚內側的汗腺去除，卻留下一部份的排出管，結果當然無效。

大型醫院則對連汗腺在內將整個皮膚去除的切除法深信不

疑，卻對殘留下來的巨大疤痕視而不見。那麼，腋毛可以用這個方法完全去除嗎？答案是否定的。一道寬五～七公分的切開疤痕，並不能去除一切。眼見手術既未能完全治癒狐臭，又會留下難看的巨大疤痕，患者當然會氣得跳腳。

頂泌汗腺位於皮脂腺排出管出口的上方，在其下方則有形成線球狀的皮下組織。小汗腺也具有相同構造，朝皮膚表面直接張開排出管，腺體在真皮層的下方。因此，單純去除皮膚表面汗腺的搔刮法或剪除法，並不能去除一切。

根據筆者最近的研究，稻葉式皮下組織削除法，能夠去除皮膚內側的汗腺和毛根、一部份汗腺的排出管，使得汗腺無法再生。再對許多手術後的組織進行調查時發現，排出管與線球體的腺體的交界處（曲導管），是決定汗腺能否再生的關鍵。而先前介紹的剪除法、搔刮法，大多會留下這個交界處，難怪會使腋毛再生而致手術效果大打折扣。

在這一點上，稻葉式皮下組織削除法能確實削除到中間分層植皮的厚度，亦即交界處（曲導管）也確實去除，故不會復發，此爲其最大的特色。

此外，皮膚本身的水分因不感性蒸發而不會變得乾燥，感覺非常舒適。更令人高興的是，約一公分大小的切開傷口，會隨著時間經過而完全消失，不會殘留疤痕。

迅速確實治癒

哪怕再好的療法，一旦治療、手術時間太長或恢復太遲，都不能算是好的方法。「希望早日恢復元氣」「早日返回工作崗位」「早點出去玩」，是每個人共通的想法。

但是，以往的手術法結果如何呢？距離上述理想可說還很遠。大家都知道，進行大型切開時，要等到痊癒需要花較長的時間。當皮膚緊張而致疤痕逐漸擴大時，尤其是疤痕體質者，會有大的紅色皮膚隆起，而且手術後需要花較多的時間靜養。

腋下的運動性較強，因此如果不好好進行壓迫止血，將會成爲血瘤等的原因，同時也需要花較長的時間靜養。

唯一能夠克服上述缺點的，就是稻葉式皮下組織削除法。切開部份僅僅一公分，再加上削得很薄，汗腺不會再發，即使活動腋下也不會使皮膚片脫落，是以能迅速治癒。

手術時間，單側只需十五分鐘，兩邊合計三十分鐘。先將狐臭的發生組織連根削除，再用獨特的Double Tie Over法加以處置，只需一週即可拆線。手術後二、三天從事事務性工作或許有點不太方便，但還是可以進行，這也可算是它的優點之一。

■ 5 ■

三萬人以上的臨床症例和成績

患者所顯現的臨床成績

筆者根據對狐臭發生的真正原因所進行的研究，開發了可去除原因組織的稻葉式皮下組織削除法，另外又基於使手術後的恢復狀況達到完美境界的想法，發明了獨特的壓迫固定法（Double Tie Over 法），並將其應用於臨床治療上。坦白說，最初由於技術尚不成熟，方法也有不盡完善之處，連我自己也不認爲這是一個完美的治療法。但令我感到驚訝的是，手術後對患者進行問卷調查時，卻發現效果十分理想。

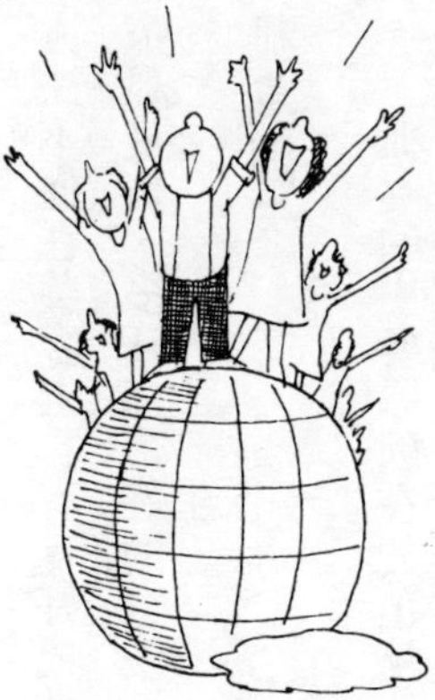

截至目前爲上，我已經幫三萬個以上的症例做過手術。在這十年當中，透過爲患者檢查的機會，我發現這個

方法不僅在美容上具有良好成效，而且没有復發之虞。至此我終於確信，這是目前用於治療狐臭症、多汗症最好的方法。

狐臭消失

狐臭的主要原因在於頂泌汗腺。頂泌汗腺位於皮膚內較深處的皮下組織，利用筆者所開發的削除法可將其確實去除。此外，正如先前所言，就算頂泌汗腺的排出管仍然殘留，由於分泌汗水的分泌部位已經削除，因此完全不會再發。由經過十年以上仍未再發的事實，即可證明已經完全從狐臭的煩惱中獲得解放。

至於希望腋毛再生的男性，則可以採用留下皮脂腺的手術法。

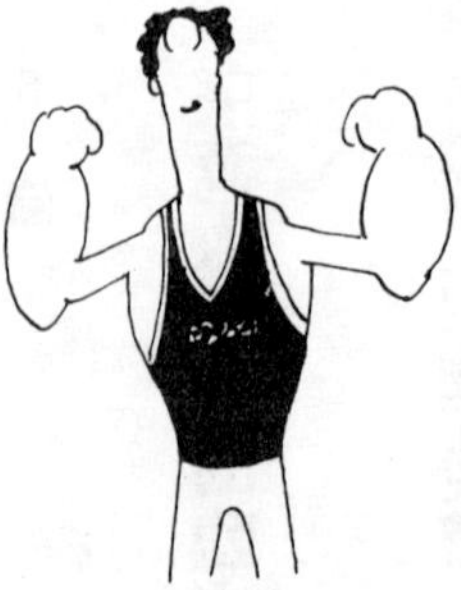

留下皮脂腺只去除汗腺，是相當高難度的技巧，不像嘴巴説的那麼簡單。一旦皮脂腺留得太多，則頂泌汗腺的排出管和分泌部份的交界處（曲導管）也會殘留下來，是以近來即使是男性，也會要求將這些組織完全削除。否則的話，腋毛、甚至頂泌腺都可能再生，以致狐臭復發。而利用我所開發的方法，腋毛還是可以長出一些，不必擔心失去男性的魅力。

減少腋下的多汗

多汗，也就是流汗的原因在於小汗腺。與頂泌汗腺相比，小汗腺存在於皮膚表面較淺處（參照一三四頁圖(1)）。若想完全去除多汗症狀，必須連已經很薄的分層植皮片的厚度也一併削除。

狐臭患者的煩惱，主要來自多汗。而近來的手術，連較薄的分層植皮的厚度也一併削除，因此頂泌汗腺和小汗腺也完全削除了。當接受手術的患者發現自己已經擺脫長年多汗的煩惱後，全都異口同聲地表示有如作夢一般。

組織學的調查也證實，經過十年以後仍不會再生——這是稻葉式皮下組織削除法最主要的優點。對於那些爲多汗所苦或對多汗耿耿於懷的男性，我建議他們不要存有讓腋毛再生的想法。

那麼，腋下的汗腺去除以後，會不會導致他處汗腺的排汗量增加呢？這是許多人都很關心的問題，而我的答案是絕對不會。因爲，削除的只是腋下的汗腺而已，如此狹窄的範圍，不會使體溫調節機能發生變化。

疤痕不明顯

狐臭手術最大的問題，在於手術後會不會留下較大的疤痕。事實上，許多大型醫院會進行較大的切開，當然手術後留下的疤痕也較大，在美容上給年輕女性帶來很大的煩惱。

仔細想想，手術後之所以會留下大疤痕，是因爲以往尚未確立完善的手術法所致，我無意責怪大醫院和醫生們，不過他們在爲患者動手術時，似乎也應該對皮膚的疤痕進行整型處理。

稻葉式皮下組織削除法只需進行約一公分大小的切開，而且是從皮膚內側去除汗腺和皮脂腺，結束後削薄的皮膚再進行植皮，所以疤痕只有一公分。切開再加以縫合、修復，當然會留下疤痕，但是這麼小的疤痕，經過一段時間以後就會消失了。

採用稻葉式皮下組織削除法時，因爲只切開一公分，傷口很小，再加上利用特殊的Double Tie Over法進行壓迫固定以防止出血，所以壓迫線的疤痕在手術剛完成後雖然殘留，但只要不是疤痕體質，通常不會有什麼問題。

手術後，削除的皮膚在三～六個月內會有輕微的發紅現象，但經過一段時間以後就會消失了。換言之，如果不斷然削除組織，留下一些淡淡的色素，反而會使汗腺和腋毛再生，導致狐臭再發。最近有同業以和稻葉式相同的方法爲病人進行手術，不料卻因削除得不夠徹底，以致患者因爲狐臭復發而向本院求助。所幸手術部位是在腋下而非臉部，看起來不是那麼明顯，而且只要假以時日，疤痕終會逐漸變淡。例如，秋天動手術留下的疤痕，到了翌年夏天就幾乎看不見了。

總之，只要不是疤痕體質，就一定能夠完全治癒，從表面上根本看不出來切開的部位在哪裡（疤痕體質的人也可以動手術）。

就治療狐臭而言，世上再也沒有比這更完善的美容療法了。

腋毛的再生男女各有不同

對女性而言，腋毛可說是一大麻煩，主要是它有礙觀瞻。不過，和歐美人相比，國人屬於狐臭體質者並不多，因此，健康的女性大可不必在意。腋毛是神所賜的珍貴禮物，應該好好愛惜才對。

歐美人大多屬於狐臭體質，對氣味並不是很在意，許多女性甚至希望只去除成爲細菌巢穴的狐臭而留下一點點氣味。因此，歐美女性相當注重剃除腋毛或進行脫毛處理。反觀國人，不只是狐臭體質的人，連健康女性也將腋毛視爲魔障，必欲除之而後快。

藉著開發稻葉式皮下組織削除法這個嶄新手術法的機會，筆者對腋毛有了重大發現。那就是，只要去除附著於毛包的皮脂腺，腋毛就不會再生。反之，如果留下皮脂腺的話，腋毛一定會再生。這也正意味著，毛的發生不在於毛根部，而是在位於上方的中部毛包（上部腋部毛鞘部）。在其上部，則是真毛再生的中樞。

因此，希望腋毛再生時留下皮脂腺，不希望腋毛再生時將皮脂腺削除即可。有關皮脂腺說的部份，將在稍後再詳加介紹。

手術後不會有緊繃感

動過狐臭手術後，上臂有時會產生緊繃感。這是由於皮膚的剝離已經到達肌膜層，後因粘著而產生緊繃感。但是在手術進步的今天，這種情形已經不再發生了。就算偶爾有這種現象發現，經過一段時間後也會消失。通常，粘著現象會在手術後三～四個月逐漸痊癒，最初有點緊繃時大可不必擔心。另外，吊單槓、多做運動或勤於泡澡，均有助於痊癒。

不必擔心引起神經障礙

一般而言，神經障礙與機能障礙相同，都是由於神經周圍出現粘著所引起的。以麻痺感爲代表，依粘著程度和部位不同而有所差別。

在三萬個症例當中，出現神經障礙的只有七、八例，症狀是伸直上臂時，手指有點發麻感，但經過一段時間後即告消失。這個壓迫固定法，是將神經、血管豐富的部份撈縫壓迫，施行手術者需要具備豐富的經驗，故一般醫院都不會採用。動過手術以後，可能還會殘留一些發麻感，不過不必擔心。因爲，在患者當中，從未有人因症狀嚴重而在半年後前來醫院就診。

色素沈著現象消失

動過狐臭手術後，削除部份與健康部份的色素，會有明顯的區別，這是採用削除法無可避免的結果。不只是狐臭，其他的植皮術也是如此。

但如果削除部份僅止於較厚的中間層，則色素沈著和汗腺的再發均較少。

真正需要擔心的是小汗腺殘留的問題，爲了防範未然，可多削除一些到會留下紅色皮膚的程度。

根據筆者的臨床症例顯示，即使留下一些紅色皮膚，也會隨著時間經過而消失。比較明顯者，至多在一、二年內也會消失。

色素沈著是由於手術時出現皮內出血，或溶血素顆粒增多而引起的。同理，利用搔刮法這類較鈍的刀刃給與壓迫時，也容易引起色素沈著。稻葉式皮下組織削除法之所以使用較銳利的刀刃，同時只進行中削而盡可能避免上削，就是爲了防止引起色素沈著。

患者顯示手術後的綜合判定度

十年前，每當施行過稻葉式皮下組織削除法後，我總會詢問患者一些問題。

在此必須特別聲明一點，這是開發期間的成績，和目前已經確立的完全療法效果自然有所差距，故以下叙述僅供參考。

在回答「手術結果很好」的患者當中，屬於腋窩多汗症的有八一·八%，屬於狐臭症的有九四·五%，平均為九二·五%。

和以往的手術療法相比，效果確實很好。

而認為「結果不如預期」的患者，屬於腋窩多汗症的為九·一%，屬於狐臭症的為三·七%，平均為四·五%。

由於導致腋窩多汗的小汗腺，位於比頂泌腺更淺的部份，同時腋毛的範圍外也會發汗，因而效果有限。

回答「後悔接受手術」的患者，腋窩多汗症及狐臭症者各有一例。

原因不明，可能因為患者本身屬於疤痕體質，手術後傷口明顯的緣故，也可能是受到身心症狐臭症之強烈主觀意識的影響所致。

不記名的問卷調查，所得的結果應該算是相當客觀的。知道很多人都對手術結果表示滿意後，筆者在欣喜之餘，更對自己的手術法產生了自信。

這些成績是臨床初期的成果，而目前的手術法又比當時更為完善，因此，才能使三萬名以上的狐臭患者從煩惱中解放出來。對身為醫生的我來說，這才是最值得欣慰的事情。

6 多汗、狐臭不會再發

採用稻葉式皮下組織削除法可防止再發

你最討厭的狐臭，如先前所述是由頂泌腺的分泌物、小汗腺發汗分泌物、掌握重要關鍵的皮脂腺分泌物和侵襲腋下的細菌等所引起的。

因此，只要將分泌狐臭原因物質的頂泌腺、小汗腺和皮脂腺去除，即可將導致狐臭的原因物質一掃而空。問題是，腋下存在著無數腺體，要完全去除並不容易，但稻葉式皮下組織削除法卻可辦到這一點。這個削除法分爲粗削、中削、上削，可達到完美的境界。

利用此三階段方式，可以完全去除頂泌腺、小汗腺和皮脂腺，終生不會再爲狐臭所苦。那是因爲，狐臭的原因物質已經完全去除，故而不會再發。另外，組織學也證明了，汗腺排出管會有部份殘留下來，但因分泌物和排出管的交界部已被削除，故其上部的排出管會萎縮、消失。

在衆多狐臭療法中，這是最爲完善的療法。

為腋窩多汗症所苦是落後時代才有的事

所謂的腋窩多汗症，是指腋下異常大量發汗的症狀。患者原以歐美人士居多，但我國屬於高溫多濕的氣候，故近來爲此症狀所苦的人也增多了。萬一再加上狐臭，那就是最惡劣的狀況了，因爲它會使狐臭的惡臭變得更加明顯。

腋窩多汗症最大的困擾，在於會濡濕衣物。尤其是喜歡穿漂亮衣服的年輕女性，撇開衣服老是濕答答地不說，一旦與頂泌腺分泌物混在一起，便會使心愛的衣服出現斑點。男性也有相同的煩惱。新買的襯衫只穿了半天就發出臭味，令周圍的人不禁掩鼻，這是多麼尷尬的事啊！根據洗衣店老闆的證言，當其熨燙衣物時，居然發出了異樣的臭味。如果在衣服上留下斑點，那就更麻煩了。

除了高溫多濕的環境以外，精神緊張也會使腋窩多汗症更爲嚴重。

由於發汗原因在於小汗腺，因此只要去除腋下的小汗腺，即可逃離腋窩多汗的苦難。

利用稻葉式皮下組織削除法進行粗削、中削、上削三階段方式，可使腋下中心部的發汗完全停止，將你從爲大量發汗所苦及弄髒衣物的煩惱中解放出來，同時疤痕也會隨著時日而逐漸消失。

女性的腋毛完全消失

近年來，女性基於美觀的理由，養成刮除腋毛的習慣。對屬於狐臭體質的人來說，這倒不失爲一件好事。腋下的腋毛密集地帶，是細菌的窩巢，若能將其去除保持清潔，便可杜絕因頂泌腺、皮脂腺分泌物及細菌糾結而形成的狐臭。狐臭，就是因爲這些分泌物藉著細菌中的脂質分解酵素進行分解而發生的。

但是，腋毛刮除後不久又會再生。腋毛具有使腋下汗水迅速蒸發的作用，但結果卻導致狐臭發生。

因此，不論是從美容或杜絕細菌產生的觀點來看，女性都不希望腋毛再生。根據筆者的統計，不希望有腋毛的女性，約爲七五％。

毛由毛根發生，腋毛沒有了毛根便無法再生，是醫學界公認的定論。然而，筆者由狐臭臨床症例中卻發現，即使確實去除了毛根，不久後腋毛還會再生。也就是說，毛並非由毛根發生，而是由皮脂腺排出管附近的峽部毛鞘管發生的。

是以進行狐臭手術時，只要將皮脂腺完全去除，腋毛就不會再生。經由科學、醫學臨床加以證明的『皮脂腺說』，已經向全世界發表，成爲公認的事實（參照一三五頁圖11、12）。

換言之，不希望腋毛再生的女性，只要去除腋下的皮脂腺，就可以如願以償了。狐臭消失、腋毛不再出現，對美容、對衛生都具有好處，因此我相信所有的女性都希望接受這個手術。

展現男性魅力的腋毛可以再生

男性的想法和女性完全不同。對男性而言，腋毛是男性魅力的象徵。當你詢問一名男士想不想根絕腋毛再生的困擾時，他一定會瞪大雙眼加以拒絕。因爲，在男性的眼中，腋毛可是極富魅力的！

身爲男性，在接受皮下組織削除手術時，當然會想要留下皮脂腺。皮脂腺排出部的毛包（峽部毛鞘部）會形成毛的根源毛芽，一邊製造毛一邊下降成長，逐漸包住將來的毛乳頭組織而膨脹成毛球狀，毛球膨脹發達至下半部完成毛母時，毛包的下降停止，開始朝皮膚表面長出毛來，進而形成腋毛（參照一三五頁圖13、14）。

筆者的「皮脂腺發毛」說，目前已成爲世界醫學界的一大潮流，腋毛可以再生的觀念已爲世人所接受。

在我提出皮脂腺發毛說之初，有學者表示異議：「胡說八道，皮脂腺怎麼可能發毛呢？」但事實上，毛的確是由皮脂腺的排出管口部長出來的。

因此，接受狐臭手術時，只要留下皮脂腺，腋毛就一定能夠再生，使男性仍然保有其男性象徵。

即使是疤痕體質的人也不要緊

皮膚一旦受傷，即使以美容醫學的方式加以修復，還是可能會留下疤痕。這時最需要的，是整形外科的Z形成術或W形成術。這是基於使縫合方向較不明顯的目的所想出來的辦法，此外還可以減少肌肉的緊張度，與一整條的疤痕不同。

一般而言，屬於正常體質的人，疤痕在經過一段時間以後會逐漸變得模糊。但，也有一些疤痕會變得肥厚、明顯。據此可區分爲肥厚性疤痕與一般疤痕。後者在手術後六個月～一年內，會變得平坦或縮小。

前者即使經過一年以上，還是會不斷變大，並且隆起呈紅褐色，非常難看。在接受手術的患者當中，二～三%會有這種症狀出現，通常依傷口部位而有所不同。

所幸稻葉式皮下組織削除法切開的部位，僅止於長有分泌物的手臂下方，因此即使是屬於疤痕體質的人，也不必擔心會引人側目。

此外，這類患者若能在削除方法上多加注意，並對疤痕進行副腎皮質荷爾蒙的局部注射，疤痕通常也不會太過明顯。

因狐臭而煩惱的時代已經結束了

在解開令許多人感到煩惱、痛苦的狐臭真相之後，經過無數次錯誤嘗試才想出的稻葉式皮下組織削除法，和專爲壓迫固定的Double Tie Over法，將人類帶進一個可以完全治癒狐臭的時代。

雖然狐臭會遺傳，但只要採用此一手術療法，即可完全杜絕狐臭。每年到了春假或暑假期間，總會有許多父母帶著孩子到筆者的診所來，由此即可看出父母希望子女能順利成長的心理。

媽媽們經常告訴我：

「當初若能早點知道這個手術法，我的人生可能會完全改觀……」

言下不勝感慨。

問題是，科學成果並非一蹴可幾。在達到今天的成就之前，自然也遭遇了無數阻礙。不論如何，筆者藉由三萬多個臨床症例獲得證實：爲狐臭煩惱、痛苦的時代，已經結束了。

第五章

狐臭的身心症與治療法

——令人討厭的狐臭——

■1■ 不斷增加狐臭神經衰弱症

不容忽視的狐臭身心症

最近，狐臭身心症患者有日益增加的傾向。

前面說過，腋下頻頻流汗、狐臭更為增强，主要是受到精神因素的影響。也就是說，精神（心）的緊張，會强烈表現在身體（身）方面。

因身心相關因素而引起的疾病，稱為身心症。

例如，一般人都認為胃潰瘍只是單純的身體疾病，但事實上它卻是典型的身心症，屬於神經質性格的人較容易出現。症狀是：一旦面臨煩惱時，就會胃痛或突然失去食慾。究其原因，主要是由於精神壓力使支配胃的自律神經變調，胃部組織因為胃液而糜爛、受損。當意識到胃痛時，就會導致精神極度緊張，使得胃部病變加劇而形成潰瘍。胃潰瘍的治療藥，一般是使用自律神經遮斷劑。身心症所引起的疾病很多，多汗症即爲其中之一。狐臭不單只是因爲頂泌汗腺發達而已，同時也是因爲小汗腺發達，多汗使得有臭物質擴散而成爲狐臭的原因，故多汗症爲重要因子。既然多汗症屬於身心症的範圍，那麼狐臭也應該納入身心症的範圍。

身心症當中，强烈表現出心理（精神）症狀的，就是所謂的狐臭神經衰弱症。

你是否有狐臭神經衰弱症？

出現神經衰弱傾向的都是哪些人？

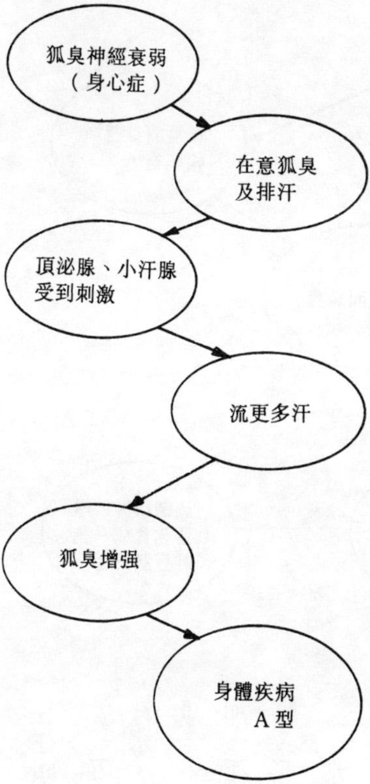

狐臭神經衰弱（身心症）
→ 在意狐臭及排汗
→ 頂泌腺、小汗腺受到刺激
→ 流更多汗
→ 狐臭增强
→ 身體疾病A型

對於狐臭神經衰弱症一詞，各位或許會覺得很奇妙。

人類擁有洗練的智慧、敏銳的嗅覺及異常發達的感性，因此所創造出來的名詞

身心症

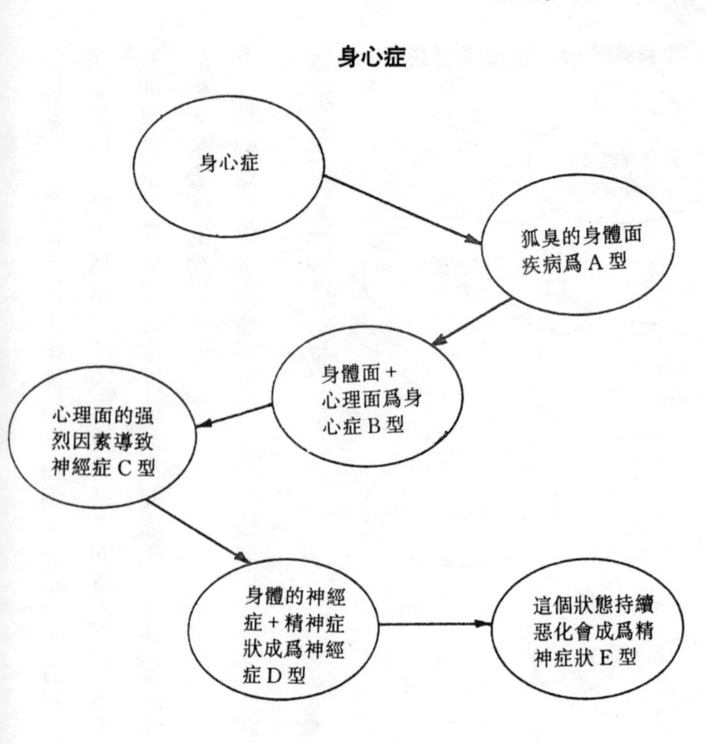

往往頗能切合實際。

你愈是在意狐臭的氣味和汗水，小汗腺和頂泌腺的活動就愈發活絡，使得排汗量增加、狐臭增強，在不知不覺中陷入惡性循環。

當頂泌腺的機能亢進時，會出現身體（器質性）的變化，這就是所謂的器質疾病（A型）。

另一方面，身體因子雖然不強，但卻加入了心理因子，兩者互相作用的結果，便引起了身心症（B型）。

患者的心理因子比身體因子更强時所引起的神經症，就是沒有狐臭，但腋下或外陰部等性器會發散異臭，形成所謂的器官神經症（C型）。此外，若精神症狀的比重較大而導致身體症狀多發，就會形成在感情面發生重大障礙的神經症（D型）。

上述狀態不斷進行時，會變得容易與外界的現實混淆而引起幻覺症狀，造成人格的崩潰或荒廢，最後形成精神疾病（E型），不過這與神經症之間有明顯的區別。

本書介紹的身體（器質）疾病、身心症、神經症與精神疾病E型之間，並沒有清楚地加以區別，而是將其歸類爲廣義的身心症。

像這種身體因子與精神因子兩者均包括在內的狐臭的診斷、治療，與一般的狐臭治療不同，不能一概而論。

因爲，同時，還必須考慮到患者的性格、神經質等心理因素。

那麼，你對自己有何判斷呢？

如果你覺得自己有狐臭神經衰弱症等身心症的傾向，則必須接受以下的檢查。

■2■

心理、社會方面的檢查法

瞭解患者性格、個性的心理測驗

一般而言，在身體疾病的背後，常常會伴隨著精神症狀出現，特別是心理方面更是不容忽視。狐臭是一種疾病，與精神症狀有關，因此一定要對心理要素多加注意，否則便無法獲得理想的治療與復原效果。

必要時，可以針對患者的性格、個性等進行心理測驗。測驗方法很多，筆者採用的是「島田式神經質度測驗」「YG測驗」「CMI測驗」，藉此可對狐臭患者的個性有所瞭解。以下是筆者測驗的概略和結果，特別提出來供各位作爲參考。

島田式神經質測驗的結果　　　　（　）內為正常者

		症例數	H（健康性）	S（社會性）	E（情緒性）	計
A手術前	狐臭皮膚 正常者	140	2.84 （3.00）	1.53 （1.81）	6.99 （7.32）	11.36 （12.13）
B手術後	狐臭患者 正常者	120	2.58 （2.64）	2.50 （2.33）	4.57 （7.28）	9.64 （12.25）

獨特的島田式神經質度測驗

目的在於瞭解狐臭患者的神經質度，是筆者和島田信義、高島正士兩位博士共同開發出來的檢查方法。

檢查內容分爲A、B兩種形式，A於手術前，B於手術後進行，分別有五十個問題。但是，一般所說的神經質分爲很多種，爲了瞭解是在哪一方面明確表現出神經質的現象，必須依序由健康性、社會性、情緒性等方面列出問題加以詢問。接受測驗的人，只需回答問題即可。測試結果得分愈高，就愈是神經質的表現。

筆者實地對狐臭患者進行測驗的結果，如上表所示。由上表可知，一般狐臭患者並不會特別神經質，其平均值和一般人相比幾乎没有差距。在情緒性方面，手術前後有些微差距，但問題不大。事實上，手術前後心理會產生變化，是很正常的現象。

至於神經質的人，在各個測驗項目中通常得分較高。因此，如果你很在意自己是否神經質，那麼首先必須接受這個檢查。

能觀察三種性格特性的YG測驗

YG測驗即為矢田部——Guilford性格測驗，可用來觀察情緒安定性、社會適應性及性格向性等三種性格特性。透過預先準備好的一二〇個問題，可以知道五種性格型態。

(1) A類　**平均型**。

(2) B類　**偏右型**。情緒不穩定，無法適應社會、外向性。活動力頗強，但屬於稍有問題的準神經症型性格，容易做出反社會的行為。

(3) C類　**偏左型**。消極、欠缺活動性、屬於內

何謂島田式神經質度測驗？

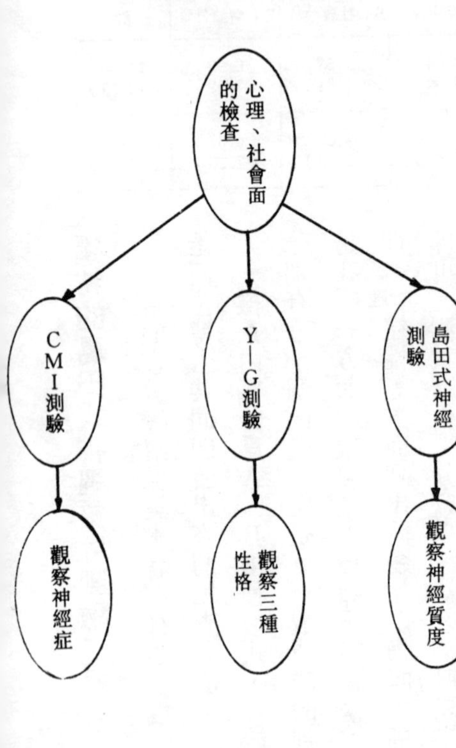

向型。

(4) **D類　右下型**。情緒不穩定、無法適應社會、活動性強。爲理想型，但爲了看清自己，有時會表現出歇斯底里的性格。

(5) **E類　左下型**。情緒不穩定、社會不適應症、內向性型。屬於典型的神經症個性，在身心症、神經症的症例中經常出現。

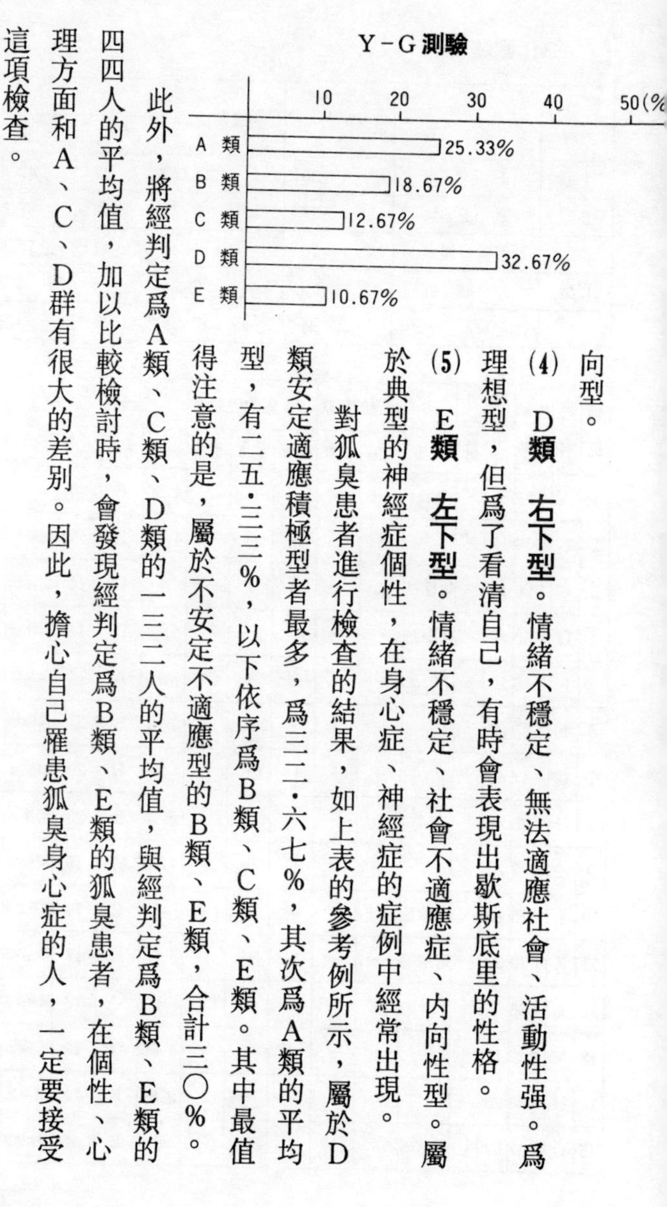

對狐臭患者進行檢查的結果，如上表的參考例所示，屬於D類安定適應積極型者最多，爲三二・六七%，其次爲A類的平均型，有二五・三三%，以下依序爲B類、C類、E類。其中最值得注意的是，屬於不安定不適應型的B類、E類，合計三〇%。

此外，將經判定爲A類、C類、D類的一三二人的平均值，與經判定爲B類、E類的四四人的平均值，加以比較檢討時，會發現經判定爲B類、E類的狐臭患者，在個性、心理方面和A、C、D群有很大的差別。因此，擔心自己罹患狐臭身心症的人，一定要接受這項檢查。

CMI 測驗

		女生	男性	計	
				人	%
Ⅰ型	正　　常	36	11	47	42.34
Ⅱ型	準　正　常	37	5	42	37.83
Ⅲ型	輕微神經症	16	1	17	15.31
Ⅳ型	神　經　症	5	0	5	4.50
	計	94	17	111	99.98

病例	姓名	性年別齡	發病年齡	耳垢乾軟	手術	他覺的觀察		自覺的症狀			諸檢查			治療法	轉換期
						腋毛	狐臭	腋臭	局部多汗	全身多汗	嗅覺度	性格	神經質度		
1	A	♀51	34	−	電解凝固切除法二次	−	−	+++	−	−	4.66	B	20		增惡
2	B	♀19	17	+		±	−	+++	++	++	4.66	E	15	消除法	輕快
3	C	♂20	19	−	切除法	±	−	++	±	+	4	C	14	消除法	不變
4	D	♀50	47	−	切除法	−	−	++	−	++	4.66	AE	14	消除法	不變
5	E	♀45	22	−	電解二次切除法	−	−	++	+	++	8	A	14	消除法	輕快
6	F	♀35	20	+	−	+	−	+	+++	+++	8.44	B	21	消除法	治癒
7	G	♀47	42	−	電解切除法	−	−	++	±	++	3	E	20	消除法	治癒
8	H	♂26	20	−	電氣凝固⑥	−	−	++	+++	++	消失	E	20	消除法	治癒
9	I	♀32	20	+		++	−	++	++	+	4.66	AE	19	消除法	輕快
10	J	♀33	20	−	切除法	−	−	++	+	+	4	E	14	精神療法	不明
11	K	♀40	39	−	電解⑤	+	−	++	++	++	5.66	A	17	消除法	不變
12	L	♀38		−		−	−	+	±	+	4	C	18	精神療法	輕快
13	M	♀22	18	+		+	−	+	±	+	4.66	AE	19	消除法	不明
14	N	♀36	20	−		−	−	++	−	−	2.66	B	14	消除法	不明
15	O	♀47	27	−	電解⑤	−	−	++	++	++	6	E	8	精神療法	輕快

觀察神經症的CMI測驗

所謂的CMI測驗，是Carnell Medical Indexs 的簡稱，爲神經症的篩選測驗。在一九五個問題回答「是」時即可得分，最後根據得分來判斷是否爲神經症及其程度。

筆者曾針對一一一名男女狐臭患者進行調查，並將其分類爲四群（表—右上段）。結果，有神經症傾向的人共有五例，占全部的四·五%，略帶神經症傾向的人有十七例，占全部的十五·三一%，換言之，有神經症傾向的人合計爲二〇%。由此看來，罹患狐臭神經症的人確實存在。因此，懷疑自己有這種傾向的人，務必要接受CMI測驗。

心理方面的檢查包括以上三項。對狐臭非常在意的人，在接受上述檢查確認自己爲狐臭身心症患者後，一定要冷靜地接受事實。

一般而言，部份狐臭患者症狀其實並不嚴重，但因爲對氣味太過神經質，於是便縮小自己的活動範圍以迴避他人，這類患者以性格內向的人居多。在意→促進排汗→臭味增强→避開他人→行動範圍縮小→形成內向性格→在人生旅途中變得孤立，從而形成惡性循環。放任不管的話，可能會導致人格崩潰，故必須盡早由身心兩方面進行治療。

■3■ 身體方面的檢查法

何謂自律神經？

促使腋下流汗，也就是發汗分泌的發汗神經，是藉著分布於汗腺的自律神經，尤其是交感神經而引起的。因此，在身體方面必須接受自律神經神經機能檢查。

自律神經又稱植物神經，藉此與運動神經等動物神經有所區別。

心臟、肝臟等各種臟器，是透過自律神經中的交感神經與副交感神經的支配而得以順暢活動。自律神經的特徵，在於無法憑個人意志使其停止或活動。

另一方面，支配肌肉及其它器官的運動神經，則可以憑個人意志自由停止或活動。

自律神經是在下意識的情況下使身體發揮機能，因此容易爲人所忽略，但這並無損於它的重要性。以前的人以爲自律神經和運動神經是個別活動的，事實上，自律神經和運動神經保持互助合作的關係，一起接受大腦中樞的支配。

不斷增加的自律神經失調症

高度發達的人類身體，可說是最佳的藝術品。和其他動物相比，人類在各方面都非常優秀，智慧的發達程度更爲其他動物所望塵莫及。但是，人類並不是一開始就這麼優秀，而是經過長時間的發展、進化而成。在進化過程當中，自律神經也產生了變化，不過它卻具有弱點及個別差異。因此，在人口急劇增加、

身體的二大神經系統

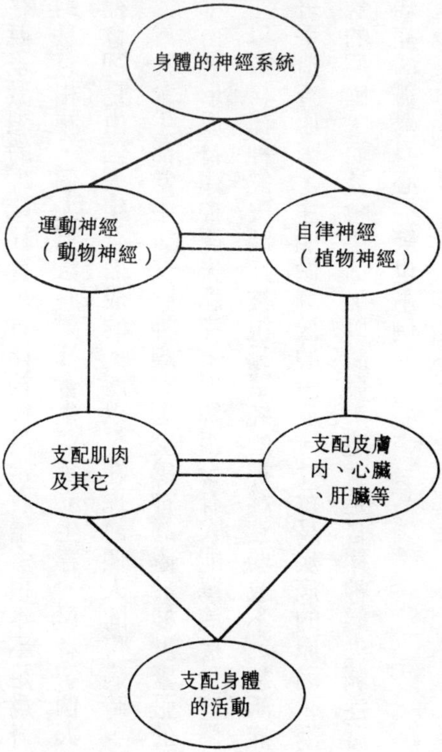

身體的神經系統

運動神經（動物神經）

自律神經（植物神經）

支配肌肉及其它

支配皮膚內、心臟、肝臟等

支配身體的活動

生存競爭激烈的現代社會，自律神經異常者增多根本不足爲奇。個人的生活與整個社會的活動息息相關，個人無法脱離社會生活獨立生存。再者，個人必須存在於社會生活當中，而社會卻是由個人組合而成的。所以，在探討個人的疾病時，當然不能忽略社會背景。在個人或社會生活當中，交感神經和副交感神經處於極度緊張的狀態時，與内分泌系統有關的部份會形成自律神經失調症，但卻很少有人能單純接受這個病名。

以前自律神經失調症被視爲單純的神經衰弱或不定愁訴症候群，現在則必須從社會背景著手追查原因，才能做有效的治療。社會爲疾病的原因，誘發個人的疾病，或者個人爲疾病的原因，而社會生活加以誘發，這就是自律神經失調症發生的型態。當然，狐臭神經衰弱症、狐臭身心症等也不例外。

接受自律神經的機能檢查

非常在意自己的狐臭，老是覺得別人在看著自己，因而不願意與他人見面、交談，無法展現積極行動的人，不只要接受先前介紹的心理檢查，在身體方面也必須接受自律神經的機能檢查。下面就爲各位介紹各種專門檢查，以供參考。

(1) 藥物學檢查＝腎上腺素、乙酰甲膽鹼試驗等。
(2) 循環系統反應＝阿施納眼球壓迫試驗等。
(3) 呼吸機能＝呼吸曲線等。
(4) 皮膚微血管反應＝皮膚紋畫症等。
(5) 數學解析法＝因子分析法等。
(6) 物質定量＝血液或尿中的兒茶酚胺、卟啉等。
(7) 電氣檢查法＝G・S・R（Galranic Skin Reflex）MV的身體表面微細振動的檢查等。

要靠單一的檢查正確掌握複雜的自律神經機能，是不可能的。組合各種檢查方法，在臨床上掌握自律神經的緊張狀態，才是正確的做法。

此外，一般人到了更年期以後，自律神經系統會發生變調，導致發汗作用提升，因而會有擔心狐臭增强的症例出現。

事實上，你大可不必煩惱這些問題。你愈煩惱，就愈容易引起神經衰弱症狀。因此，在意狐臭的人，最好趕緊接受這些檢查。

■4■ 狐臭身心症患者

何謂狐臭身心症？

一般而言，具有狐臭的人，大多從父母遺傳了頂泌腺，進入青春期後，其分泌物就會成爲一種體臭顯現出來。當然，幫助臭味發散的小汗腺多半也異常發達。這二種汗腺會受到精神因素的影響。這一型的人因爲流汗較多，使狐臭增强而煩惱、痛苦，導致精神緊張；而精神緊張又會引起大量流汗，使狐臭增强。這就是所謂的狐臭身心症。

不過，並不是所有狐臭的人都會罹患身心症。當頂泌腺分泌物在身體面出現的比重較大時，即使狐臭較强也不能算是身心症，只是單純的器質疾病而已，稱爲普通的狐臭患者。只要利用筆者所開發的稻葉式皮下組織削除法，即可完全治癒。

反之，頂泌腺等身體的器質面影響雖輕，但一旦受到來自精神層面的影響，也就是身心相互作用時，就會出現身心症的症狀。

狐臭身心症有所謂的移行型，亦即器質面較强烈或心理因素較强的一型。

狐臭患者十％～二十％為身心症

那麼，哪些人算是狐臭身心症呢？由先前介紹的社會、心理面的調查，可得到以下的結果。

首先，ＹＧ性格測驗結果顯示，大約三〇％的人屬於情緒不安定、社會不適應型。其次進行ＣＭＩ神經性測驗，結果發現二〇％的人有神經症傾向。這兩個調查結果顯示，

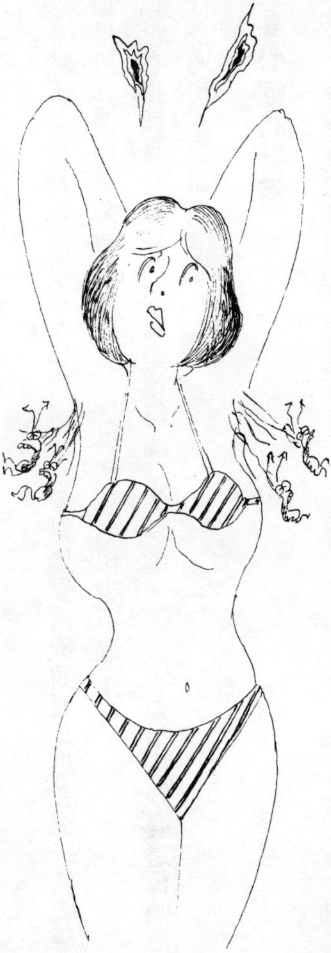

一〇~二〇%的人屬於神經症患者。儘管這是筆者對接受治療的狐臭患者進行調查所得的結果，但如果將其擴展至全體狐臭患者，結果應該也相去不遠才對。

如果你没有得狐臭身心症，那真是值得慶幸的事情。反之，如果已經有這種傾向，則必須盡快從身心兩方面加以治療。

影響狐臭身心症的要素

狐臭身心症的產生，是由以下各種情形糾葛而成的。

(1) 由自律神經失調所引起＝青春期、更年期時由於荷爾蒙的分泌不穩定，因而導致異常流汗，使狐臭強力發散。

(2) 遺傳因素＝根據孟岱爾法則，狐臭體質是屬於優性遺傳，亦即父母或其中一方有狐臭時，子女也可能出現狐臭。擔心自己也會出現狐臭的精神負擔，將會導致身心症的產生。

(3) 由嗅覺異常所引起＝有的人嗅覺靈敏，有的人則近乎遲鈍。以前者爲例，即使只是輕微的狐臭，也會清楚地意識到，最後出現身心症的傾向。至於後者，原本可能不知道

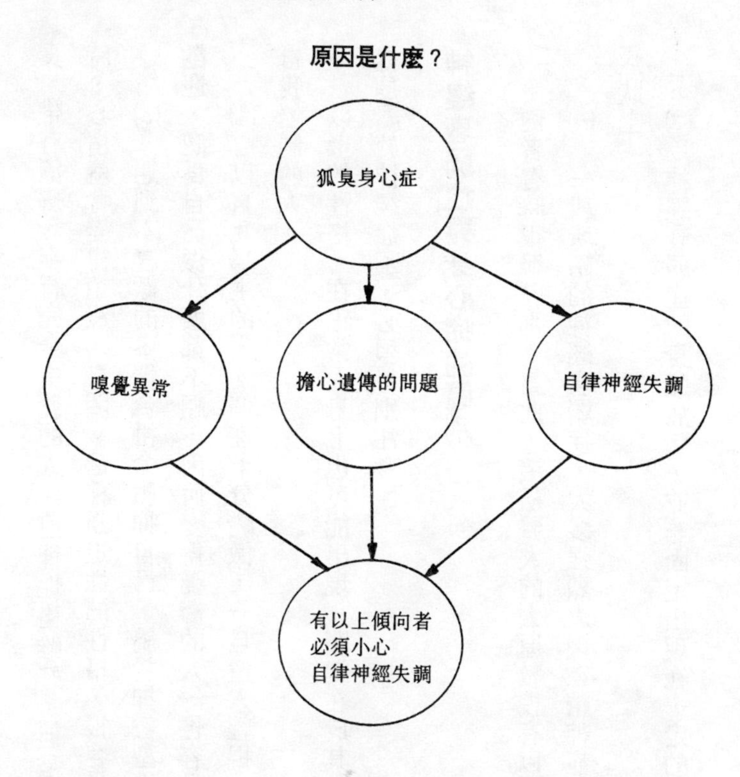

自己有狐臭，但在經他人指出後，就會開始擔心自己給他人造成困擾，終因心理壓力太大而導致身心症。

不容忽視的神經症

種種原因糾結而對心理造成壓迫時，也會引起神經症。

容易罹患神經症的性格如下：

(1)　凡事缺乏自信、依賴性強的缺乏自信型性格的人，容易罹患神經症。

(2)　對任何事都非常認

真、帶有潔癖、奉行完全主義的人。這種性格雖好，但是當事情做得不順心或不夠完美時，心情就會變得煩躁、鬱悶。這種强迫性的性格，很容易導致神經症。

(3) 遇到不喜歡的事情會拼命壓抑自己，屬於抑鬱型性格的人。另外，自覺不受他人歡迎、認爲自己做什麼都不順，因而變得憂鬱的人，也容易爲神經症所苦。

(4) 以自我爲主的人。個性十分驕傲，一旦遭人輕視，便會有歇斯底里的表現而無法自我控制的人。

以上的性格，在正常人身上也可能出現，關鍵在於其程度。當表現得太過於極端時，就是屬於神經症了，必須特別注意。

神經衰弱症與身心症的區別

兩者有時很難區別。對此，濱松醫大的大原教授有以下的叙述：

(一) 一般所謂的神經衰弱症，大多强烈表現在精神症狀上，身心症則强烈表現在身體症狀上。

(二) 神經衰弱症的身體症狀，並非固定出現在一定的器官系統，而會多發於多種器官上。至於身心症，則是在一定的器官顯現症狀。

㈢神經衰弱症在器官方面，不會出現器質性（身體的）變化，身心症則會出現器質性變化。

歇斯底里與身心症的區別

被歸納爲神經衰弱的歇斯底里，會在一定的身體部位出現固定的症狀，其與身心症的區別如下（大原教授）：

㈠歇斯底里是在可憑個人意志產生變化的隨意運動、感覺器官上出現症狀，身心症則會在個人意志無法控制的不隨意神經支配下的器官出現症狀。

㈡歇斯底里所引發的精神不安和糾葛，會因出現身體症狀而消除；身心症所引發的不安和糾葛，卻不會因出現身體症狀而消除。

㈢歇斯底里並非爲了逃避疾病而出現的特殊症狀，而是意在逃避困難的環境。反之，身心症則明顯地有逃避疾病的傾向。

■5■ 狐臭身心症的治療法

雖已痊癒卻仍覺得自己有體臭

藉著稻葉式皮下組織削除法這個劃時代的根治療法，筆者成功地治癒了以往認爲難以治療的狐臭和多汗症。經我治癒的狐臭和多汗症患者，光是臨床例就有三萬多個症例。因爲它能確實解除患者的苦惱，所以獲得來自全國各地的感謝，有些人更在感謝函中表示「這一切就如同作夢一般」。

但是，對部份患者而言，問題並未就此完全解決。有些人明明手術非常順利，狐臭也已完全消失，但卻仍舊表示：「還是覺得臭」。筆者對此深感不解：「這是怎麼回事？」「爲什麼會出現這種情形呢？」於是開始深入探究其原因。

後來我才知道，原來精神因素就是元凶。由於以往並沒有能夠完全治癒狐臭的方法，患者在接受過種種手術和治療後，發現結果不如預期，在多次失望的打擊下，便陷入神經衰弱的狀態。

相信自己會對他人造成困擾

擔心身上的體臭會對他人造成困擾，於是向醫生述說自己的煩惱，並希望獲得治療。

這類患者又可分爲二種型態。

一種是目前正爲狐臭所苦，另一種則是第三者認爲不臭，但自己卻覺得有體臭而感到煩惱。前者的情形，不論狐臭的强弱如何，都可以利用稻葉式皮下組織削除法將身體上的原因治好。但，身體因素雖然去除，心理上的問題卻依然殘存著。患者固執地認爲自己的體臭依然存在，而且會對他人造成困擾，結果當然無法徹底解決問題。

從身心兩方面進行治療非常重要

對於這類患者，我不能遽下斷語説他是神經衰弱症或精神異常。但其所受的煩惱極其深刻，又不爲人知，從身心兩方面來看都是處於完全被孤立的狀態。

在某報的醫學信箱中，有讀者問道：「本人正爲狐臭和多汗所苦，請問該如何是好呢？」對此，某著名精神科醫生的回答如下：

「你只是因爲朋友偶然間提及，才開始意識到狐臭的存在。嚴格地說，這並不算是一種病態的狐臭。如果你真的非常在意，不妨利用電解法拔除腋毛，封閉汗腺或將其切除。

像你這類屬於神經質性格的人，很容易因自律神經不安而出現多汗症的傾向。我想，你只要把一切交給專家處理，煩惱很快就可消除。」

依我看，回答問題的人，根本不瞭解狐臭患者的煩惱，也不瞭解光用電解法或切除法，並不能根本治癒狐臭。至於最後所說神經質的人，只要把自己交給專家，任何問題都可迎刃而解，更是荒謬至極。沒錯，專家是可以解決很多問題，但是患者一定是已經無法可想了才會向報章投書，在這種情況下，他當然不會因爲專家的一句不要在意，就真的完全不再在意。

爲了解救這些患者，我認爲從身心兩方面著手的根本治療是不可或缺的。

於是，筆者開始將注意力集中在身心兩方面的治療法。首先，除了對狐臭、多汗程度、嗅覺等身體方面展開調查外，還要進行先前介紹的各種心理測驗。

一旦證明確實是生理性的狐臭和多汗症，可利用稻葉式皮下組織削除法將其完全去除。

從身心醫學的觀點來看，手術後腋毛去除，狐臭完全消失，卻老是覺得聞到狐臭味的人，必須配合神經科醫生進行治療。

也就是說，必須採用二段式治療，首先進行身體方面的完全療法（皮下組織削除法），接著再進行心理療法。藉此療法，已有很多人從煩惱中獲得解放。

只是，這個療法做起來並不像說的那麼簡單。筆者的事業範圍，是包括狐臭在內的一般體臭，對狐臭判定及治療多汗症方面尤其拿手。但所謂術業有專攻，一提到對歇斯底里等神經科範圍的治療，我就不知該如何是好了。對於我診斷沒有，但他卻堅持自己「有」狐臭的患者，我真的是束手無策。因此，由不同領域的醫生共同進行治療是很重要的。

治療具體例

所謂事實勝於雄辯，在此特地為各位介紹幾個有神經衰弱症狀的治療實例。有關治療的經過情形，本身就是非常有用的參考資料。如果你發現自己的情形和某個症例有共通之處，那就要特別注意了。

●症例（1） 女、五十一歲、保險業務員

耳垢為軟性，屬於狐臭體質，三十五歲前曾多次接受電氣凝固法等的治療，也做過二次切除法手術，結果不但沒有治好，反而還在腋下留下一道五×八公分大的疤痕。

雖然完全沒有狐臭症狀，但她卻堅持自己有狐臭。所持的理由是：「因為我身上有狐臭殘留，所以周圍的人總是露出難看的表情。搭公車時，鄰座的人要不是用手摀住鼻子，就是忙著打開窗户。」她認為這一切都是因為自己的體臭所造成的。

前面說過，狐臭的原因，是因為頂泌腺和皮脂腺都在腋毛部份。於是我告訴她：「妳已經做過廣範圍切除手術，沒有留下一根腋毛，所以一點也不臭。」但不管我再怎麼說明，她還是一味地堅持己見。

會不會是疤痕周圍還留有頂泌腺，或是疤痕前方的鎖骨還有小汗腺殘留著，所以才因多汗而引起狐臭呢？我想到這二種可能性。於是包括暗示療法在內，為免狐臭再發，我併用皮下組織削除法與剪除法，再次為她進行完善的治療。

不料半年後她又來了。「和以前一樣，每個人都用怪異的眼光看我。」而且她堅持臭味是來自相反側的疤痕背面。於是，我又針對這個部份進行了稻葉式皮下組織削除法。

儘管如此，她還是堅持：「以前的臭味還殘留著，看其他人的動作我就知道了。我想，這一定是遺傳造成的。現在即使使用藥物也不再像以前那麼有效，而且還使得情形更加惡化。」明明不臭卻堅持自己有狐臭，面對如此固執的患者，我也只好舉手投降了。但身為醫生又不能放任不管，於是我為她做了以下的檢查。

●檢查結果

(1) 首先進行嗅覺測驗＝嗅覺靈敏的人，即使只是輕微汗臭也會聞得到。可是，她的檢查結果卻是正常的。

(2) ＹＧ測驗＝屬於Ｂ類不安定、不適應積極型。

(3) 島田式神經質測驗＝健康性六、社會性三、情緒性十一，合計二十。其中，情緒性、健康性的得分較高。

這很明顯地是屬於神經衰弱症狀，因此我建議她接受心理療法，結果很快就痊癒了。

●症例（２）　女、十九歲

耳垢為乾性，不屬於狐臭體質。雖是腋窩多汗症，卻沒有强烈的狐臭。檢查結果顯示，腋下經常流汗的她，並未散發臭味。她本人也並未堅持自己有狐臭，只是娓娓道出以下的煩惱：

「公司同事到我這兒來，總是會叼著菸。有些人走過我身旁時，甚至會用手掩住鼻子。我因爲擔心會給他人帶來困擾而坐立不安，根本無法專心工作。誰知愈是在意他人的觀感，就愈容易流汗，不得已只好常常跑到洗手間去擦汗或更換內衣，人際關係因而大受影響。」

很明顯地，這是由於精神因素所引起的心因性發汗。

雖然主要目的是要去除腋下多汗的症狀，但我還是採用了去除頂泌腺、皮脂腺以治療狐臭的稻葉式皮下組織削除法。

一年後她來找我。「腋下不再流汗，周圍的人也不再在意了，我真不知道以前爲什麼會那麼煩惱。」她的臉上露出開朗的表情。

●檢查結果

在此爲各位介紹一下她的檢查結果：

(1)　嗅覺測驗＝四・六六，正常。

(2) YG測驗＝E類，不安定、不適應消極型。

(3) 島田式神經質測驗＝健康性四、社會性四、情緒性七，合計十五。屬於略帶神經質的程度。

她的情形，是由於腋下多汗所造成的神經衰弱症狀，放任不管的話，有可能會形成身心症，但只要去除多汗，一切問題便迎刃而解。

●症例（3）　男、二十歲、學生

耳垢爲軟性，屬於狐臭體質。曾接受過切除法手術，但疤痕周圍仍然留有腋毛。腋毛殘留處，即意味著有頂泌腺、皮脂腺殘留，故爲其施行稻葉式皮下組織削除法，使腋毛無法再生。換言之，頂泌腺、小汗腺和皮脂腺全都去除了。

但是，五個月後他又來了，「還是殘留著臭味」對我這麼說。根據筆者的判斷，他一點也不臭，然而他卻堅持身上仍然留有臭味。他問我二十歲的正常人是否會有異臭，我的回答是「沒有」。他對這個答案似乎不太滿意：「可是我身上真的有臭味，不然怎麼大家都露出難看的表情，不肯理我呢？」最後他又說：「醫生，你可能不知道我流汗的情形，所以才會這麼說吧？」

爲了證明自己真的有異臭，他特地到車站前跑了一圈，然後氣喘咻咻地跑回來要我聞，結果我還是沒有聞到臭味。「不可能的！」他絕望地哭了起來。看到他痛苦的樣子，我也覺得非常難過。

●檢查結果

在此列出他的各項檢查結果供各位作爲參考：

(1) 嗅覺測驗＝四，正常範圍。

(2) ＹＧ測驗＝Ｃ類，安定積極型。

(3) 島田式神經質測驗＝健康性二、社會性四、情緒性八，合計十四，爲非協調性性格。

●症例（４）女、五十歲

堅持自己的外陰部會發出異臭。筆者曾湊近她的外陰部陰毛處聞了一下，覺得都很正常，但是她卻不肯接受這個結果。

詢問之下，才知道原來在結婚之初，每次行房，丈夫都會舔遍她的全身，但是現在卻不再那麼做了。而且，幾乎一完事就轉過身去睡著了。她曾爲此質問丈夫，丈夫的回答是

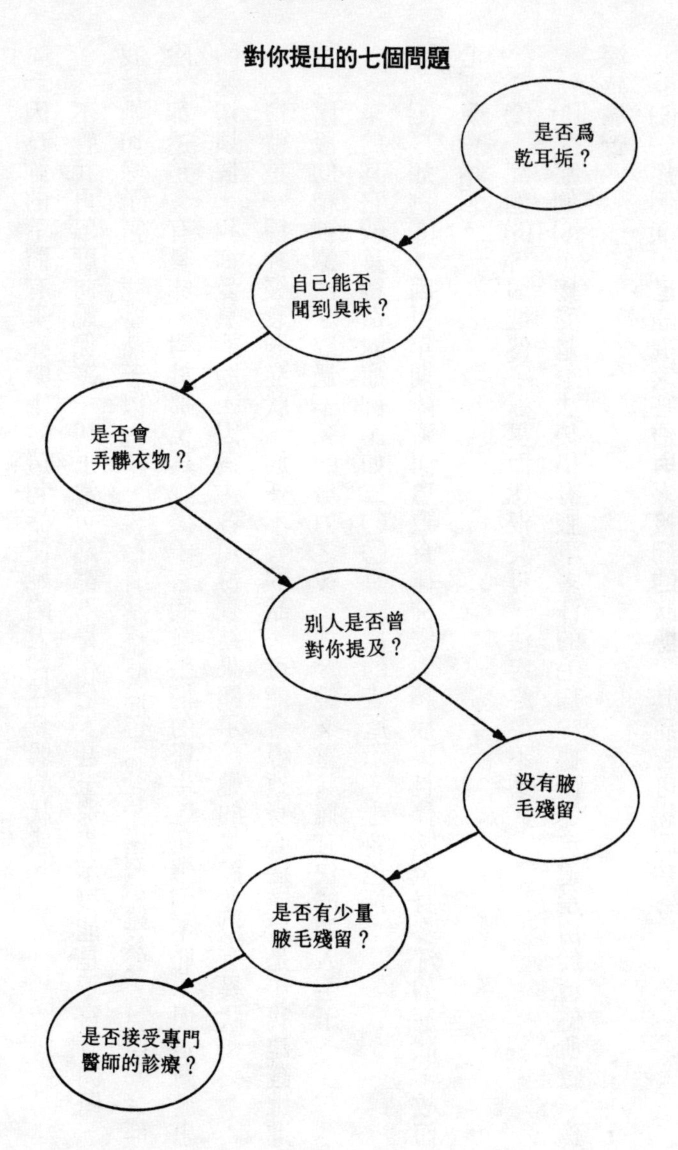
對你提出的七個問題
是否爲
乾耳垢？
自己能否
聞到臭味？
是否會
弄髒衣物？
別人是否曾
對你提及？
沒有腋
毛殘留
是否有少量
腋毛殘留？
是否接受專門
醫師的診療？

：「因爲妳的下體有臭味嘛！」這句話使她陷入神經衰弱的狀態。

不管我再怎麼向她保證一切正常，她都不肯相信，甚至還表示可能是子宮有問題，要我爲她切除子宮，我當然予以拒絕。幾個月後她又回來找我，表示雖然子宮已經全部摘除，卻還是會有臭味。對於那位爲她做子宮摘除手術的醫生，我感到不恥；但是對於患者的深切煩惱，我卻愛莫能助。因爲，各項檢查結果顯示，她的身體並沒有異狀。

這就是一種神經衰弱症狀，放任不管的話，可能會導致身心症。於是，我建議她進行第二階段的精神療法。經過不斷的努力之後，如今她又重新擁有快樂的人生了。

至於其它較具特徵的症例，如二〇〇頁下段的表所示。主要包括：

(1) 症例(5)，因更年期障礙而導致自律神經失調症，且伴隨全身多汗的症狀，故而擔心狐臭會增強。

(2) 症例(6)，因遺傳了狐臭而怨恨父母，決定終生不婚。

(3) 症例(8)，接受電療法後仍有腋下多汗的毛病，據而認定這是由於遺傳所致，爲此深感痛苦。

(4) 症例(9)，已經進入害怕與人接觸的狀態，其痛苦可想而知。

■6■ 避免成狐臭身心症

那麼，有沒有辦法避免會導致神經衰弱的狐臭身心症呢?萬一不幸罹患了，又該如何處理呢?

爲了找出解決方法，筆者決定以陷於神經衰弱狀態、精神上非常痛苦的症例爲主，進行臨床症狀、病態特異性等的調查、分析。

接下來便爲各位深入介紹。（參照二〇〇頁表）

臨床上的特徵

(1) 神經衰弱症狀患者的發病頻度

在五百名狐臭患者當中，出現神經衰弱症狀的有十五個症例，所占比例爲整體的二・四%。

(2) 神經衰弱患者的性別與年齡

從性別來看，十五個症例中男性有二例，女性有十三例，以女性占壓倒性的多數，而在年齡方面並沒有特殊的差距。當然，凡事不能一概而論，不過總的來說，男性的神經似乎比較遲鈍，對這類事情不太在意；女性則多半神經纖細、敏感，再加上特別注重身體美，因此對於氣味、人際關係等會格外在意。

(3) 神經衰弱症狀患者的耳垢狀態

狐臭的發生與耳垢有密切關係，而且幾乎所有患者的耳垢都是屬於軟性，屬於乾性的只有三例。

(4) 神經衰弱疾病患者以往的手術

大多數的神經衰弱症狀患者，都曾因在意狐臭和多汗而接受各種療法。據調查，接受過電氣凝固法的有六例、接受過切除法的有六例。但這些療法並不能完全治癒狐臭，以致精神痛苦更爲加深。

(5) 神經衰弱身心症患者的腋毛狀態

接受過電氣凝固法、切除法的人，多半没有腋毛，就算有也很少。

(6) 神經衰弱症狀患者的自覺症狀

①狐臭＝覺得所有的人都聞得到自己身上的狐臭味。

②局部多汗＝接受過電氣凝固法的人，多汗情形比接受療法前增多。接受切除法的人，幾乎都沒有多汗的情形。未曾接受過手術的人，多汗症狀較強。

③全身多汗＝除腋下局部以外，所有部位都有多汗現象。這個傾向以青春期和更年期較多，故可能與自律神經失調有關。

(7) 神經衰弱症狀患者的嗅覺

性格和神經質程度會因人而異。但即使是在正常範圍內，神經衰弱症狀患者因為嗅覺異常，故對狐臭的敏感度往往比正常人還高。

(8) 神經衰弱症狀患者的性格（YG測驗）

單純的身體（器質）疾病，可能因各人的性格而加重。注意力集中於患部，感覺遲鈍，症狀加深，感受到的比實際情形更強。對神經衰弱症患者進行YG測驗後發現，B類三、E類六、AE類二，B、E類情緒不安定型，實際上占七三・三%，較先前介紹的YG測驗的平均值二九・三%，高出二倍以上。（二二六頁下表）

島田式神經質測驗

	H（健康性）	S（社會性）	E（情緒性）	計
腋臭、身心症	4.1	3.2	8.8	16.10
狐 臭 患 者	2.84	1.53	6.99	11.36
正 常 者	3.00	1.81	7.32	12.13

Y－G 性格測驗　（腋臭身心症與狐臭患者的比較）

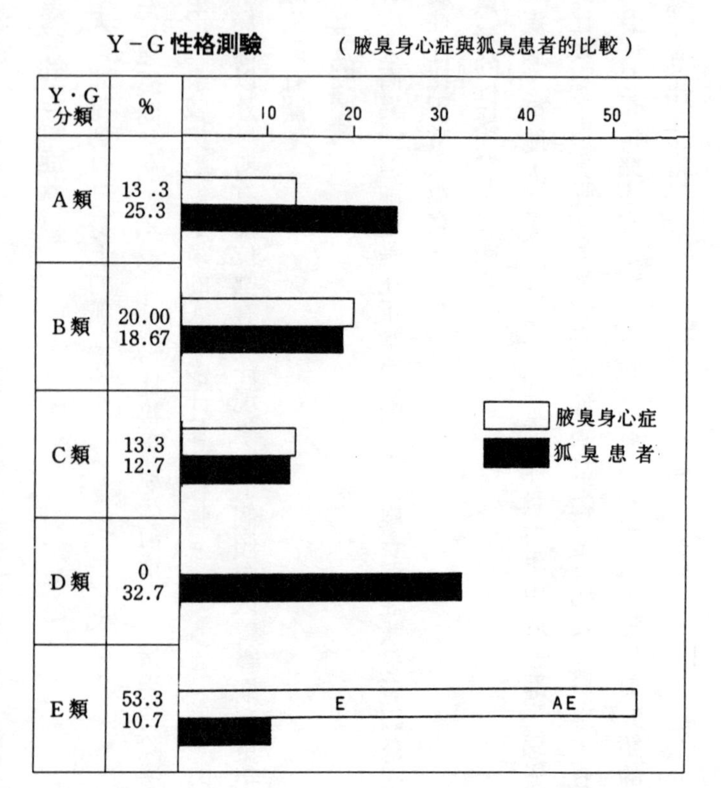

進行其它性格分析時，根據鹿野、宮本的報告，訴說出現體臭的患者，大多屬於害羞、內向、喜歡孤獨、缺乏社會性、具分裂性氣質的性格。另外，中澤報告也指出，患者多半膽小、謹慎、缺乏自信、依賴心極强，但另一方面卻又凡事認真、自尊心極强、不肯服輸、對道德倫理具有潔癖，在性格上具有矛盾的傾向。

(9) 神經衰弱症狀患者的神經質度（島田式神經質測定法）

神經質的人，對事物的感受性往往比一般人更爲强烈，因狐臭而陷入神經衰弱症狀的患者更是如此。檢查這些人時，發現其健康性爲四·一，社會性爲三·二，情緒性爲八·八，合計十六·一，亦即神經質度較高、情緒性也較高（二二六頁上表）。

狐臭、神經衰弱症患者的特徵

將前項對神經衰弱症狀患者的調查、分析結果加以整理，可得到以下三個結論：

(1) 自覺身上某個部位發出臭味。
(2) 認爲這股臭味會令周圍的人產生不快感。
(3) 於是刻意避開他人。

對此有必要深入說明。

㈠　神經衰弱發症的關鍵

導致發症的關鍵，在於所有的患者都認爲自己身上會發出狐臭。不過，這與精神性疾病所認爲的臭味症狀（幻覺症），根本上是不同的。這種臭味感覺，可能是自己自覺到有明顯的臭味，或根據他人的言行舉止而判斷出來的結果。

神經衰弱症狀患者的特徵，就是只要他人一咳嗽、吸鼻子、使用手帕、換座位或打開窗户等，便懷疑這可能是因爲自己的狐臭而造成的。

有些人甚至敏感到只要聽見親朋好友或同事說出個「臭」字，就認爲他們是在嘲諷自己的體臭。因爲對狐臭太過在意，所以即使只是一句無心的玩笑話，也會自覺受到了侮辱。

㈡　固執地相信自己有狐臭

有狐臭神經衰弱傾向的人，會固執地相信自己的身體會發出惡臭。而且認爲臭味是來自腋下，必須儘早加以去除。對於這類患者，如果你告訴他身體並沒有任何異常，那可就糟了。他會感到非常失望，然後堅持己見：「沒這回事，我一定要動手術……」。固執地認爲自己有狐臭，也是一大特徵。

㈢ 對狐臭產生罪惡感

狐臭神經衰弱症狀患者，幾乎全都認爲自己的狐臭會對他人造成困擾，因而產生罪惡感。

㈣ 人際關係等因狀況不同而有所差異

呈現狐臭神經衰弱症狀者的特徵，是在學校、公司或公車上等人多的地方，會因爲覺得自己的狐臭很强而變得緊張；但如果是在家中或醫院，卻又感覺不到狐臭了。由此可知，狐臭會因人際關係造成的心理緊張而影響其强弱。

㈤ 刻意躲避人際關係

基於上述原因，感受到強烈狐臭的患者，會出現想要避開他人、害怕與人接觸、喜歡獨處的傾向。不過，這和屬於精神疾病的自閉症不同，積極地想要解決狐臭問題爲其共通的特徵。在接受過各種治療後，即使還有狐臭殘留，也可以藉著稻葉式皮下組織削除法加以根治。萬一問題仍未能解決，那就必須採用心理療法了。

從狐臭身心症中獲得解放的秘訣

如果你在臨床上出現先前介紹的各種共通特徵，那就要特別注意了。以下的問題請自問自答，應該治療的部份加以治療，相信一定能擁有光明的人生。

問題一　你的耳垢是乾的嗎？

耳垢乾的人，大多没有狐臭。但是，這並不表示耳垢軟的人全都具有狐臭。只是多汗而没有臭味的約有三〇％；反之，耳垢乾的患者原本没有狐臭，卻可能因爲多汗而產生臭味。

問題二　是否知道自己具有狐臭?

每個人都具有嗅覺。如果嗅覺完全消失，那自然另當別論，但絕對不可只能聞到其它氣味卻聞不到狐臭。前面説過，狐臭是由於頂泌腺、皮脂腺和小汗腺的分泌物出現在皮膚表面，後被細菌分解而形成的。尤其是在沐浴前後，更能清楚地加以區別。

沐浴前，因爲嗅覺疲勞，再加上已經習慣了身上的味道，所以可能聞不出來。而沐浴過後，短時間内通常不會有臭味，但隨著時間流逝，會逐漸感受到腋下發出了狐臭。因此，當你自己感覺不到狐臭時，別人説你有狐臭就是錯誤的説法。如果連自己也感覺不到，那就表示一點也不臭。

問題三　你的衣物腋下部份會不會發黃?

狐臭强烈時，由於頂泌腺和皮脂腺會分泌脂肪和色素的緣故，穿在身上的内衣等衣物，腋下部份會發黃。換言之，如果没有發黃，就表示不臭。此外，對腋下頻頻流汗感到困擾的人，可利用稻葉式皮下組織削除法去除小汗腺，就不會再流汗了。

問題四　有人說你有狐臭嗎？

人多半不會當面指出他人的缺點。因此，如果你對他人說你有狐臭耿耿於懷，那完全是由於被害妄想的心理在作祟。認清這一點後，不妨請親人或好友確認一下你是否真的有狐臭。萬一真有狐臭，可利用稻葉式皮下組織削除法將其完全治癒。

問題五　是否完全沒有腋毛？

以前接受過切除手術，已經沒有腋毛的人，可以認爲自己沒有狐臭。那是因爲，頂泌腺是附著於腋毛上，既然沒有腋毛，當然也就不會有狐臭。此外，利用電氣凝固法也是同樣的情形。但有時還會殘留著小汗腺，因而會有多汗的煩惱。當腋毛再生、狐臭增強，或者有多汗的症狀時，可藉著稻葉式皮下組織削除法將其完全去除。

問題六　會否接受專門醫生診治？

出現神經衰弱症狀的人，通常會自己一個人在那兒苦惱，但是這樣並不能解決問題。要積極地尋訪專門醫師，接受診治及各種檢查，一旦醫師告訴你「沒有體臭」，就要完全信賴他。

以上六個問題當中，有沒有與你情況相符的呢？如果答案是肯定的，那麼對於能自己解決的問題，一定要發揮堅强的意志，不斷地告訴自己：「不要太在意」「這根本沒什麼」，設法拾回自信。

如果符合問題中的幾項，腋毛也的確殘留，以前不曾接受過手術，現在正爲狐臭和多汗所苦的話，不妨接受手術。藉著稻葉式皮下組織削除法即可完全治癒，而且終生不會再發。

◎集體治療

最近，與日本大學心理學教室合作進行集體治療，效果極爲理想。

神經衰弱症患者，會否定醫師、護士所說沒有狐臭的說法，認爲他們是在欺騙自己。

於是，筆者將具有相同煩惱的患者集合起來，一邊進行嗅覺檢查，一邊讓他們互相確認有無體臭。當患者聽到與自己有相同煩惱的人訴說煩惱時，會產生疑問：對方明明沒有體臭，爲什麼要自尋煩惱呢？這就踏出了解決問題的一步。以此爲基礎，他們會開始思索也許別人對自己也有同樣的看法。也許自己真的不臭吧？接著就會開始做一番自問自答了。

即使是非常頑固的患者，只要進行個別心理分析或森田療法，一樣能獲得良好的結果。

向狐臭身心症說再見

最後我要說的是，爲狐臭神經衰弱症、身心症所苦的時代已經過去了。千萬不可因爲狐臭而令人生黯然失色，這不單是你自己的不幸，對你的父母、兄弟姐妹、親朋好友甚或同事而言，也是一種悲哀。

停止狐臭神經衰弱症。停止狐臭身心症。

這是目前急待解決的課題。只要積極地面對，逐一解決問題，便可從陷入泥沼的精神狀態中獲得解脫。筆者相信，屆時你一定能再度擁有一個光明、燦爛的人生。

第六章

令人在意的陰部臭症的治療法

——不去除的話會惹人討厭——

■1■

女性特有的陰部臭症的煩惱

何謂陰部臭症？

陰部臭症一詞，很多人感到非常陌生。陰部臭症的正式名稱，應爲外陰部臭症，亦即發生在下半身的症狀。前面說過，有毛的地方一定有頂泌腺、皮脂腺和小汗腺。當其分泌物因細菌繁殖而發出惡臭、異臭的症狀時，視部位不同稱爲狐臭或陰部臭症。

男性有陰毛，因此也會出現陰部臭症。不過，爲陰部臭症所苦的人，還是以陰道內有分泌物或月經、因懷孕而導致分泌物增加的女性居多。本章雖是以女性爲主，介紹其原因和治療法，但對男性而言卻是同理可證。所以，男性也可參考本章的敘述以謀求對策。

陰部臭症絕對不可等閒視之。雖然不像狐臭那麼嚴重，但因爲陰部臭症而煩惱的人並不少。一般人由於缺乏醫學、解剖學方面的知識，對陰部臭症的原因並不瞭解。

「真的有一股難聞的味道，爲什麼只有我有這種臭味呢？」有些人日夜爲此憂心，結果竟陷入陰部臭症神經衰弱的狀態。客觀地說，根據筆者的診察，陰部臭症的臭味，並不像狐臭那麼强烈。但因爲有的人還是十分在意，所以不能放任不管。

穿著太過貼身，緊緊包住陰部的內褲時，一旦「分泌物」附著在內褲上，就會發出陰部臭味。不過，內褲是貼身衣物，即使弄髒了也沒人看到，不像其它衣物那樣，穿時要擔心腋下部份會被汗水弄髒，因此並沒有什麼太大的問題。

陰部臭症的患者有多少？

因爲陰部臭症而煩惱的人，究竟有多少呢？也許妳認爲只有自己有這種煩惱，但事實並非如此。根據狐臭的發生構造來判斷，狐臭患者會有陰部臭症，根本不足爲奇。

由於罹患陰部臭症的患者總數，並沒有正式的文獻記載，因此不能一概而論。不過，根據婦產科醫生和筆者所做的臨床統計，結果如下：

接受過人工流產手術的皮膚，二·七％會出現陰部臭症。而在狐臭患者當中，約有一·一％會出現陰部臭症。由此可知，其出現頻度其實很低。

■ 2 ■

陰部臭症發生的原因

陰部臭症只有屬於狐臭體質的人才會出現，故其腋下必然有狐臭的症狀。若腋下没有狐臭症狀、耳垢又是乾的，則不會有陰部臭症出現。另外，由外陰部發出的臭味，絶對不會比狐臭更强。始終相信外陰部會有異臭的人，女性是受白帶、男性是受到包莖恥垢的影響。

先前説過，腋下狐臭的煩惱，主要來自小汗腺多汗及頂泌汗腺所含的色素、脂肪酸等會弄髒衣物。對女性而言，想穿的衣服卻因爲怕受損而不得不收藏起來，無疑是一種折磨。而愈是意識到這一點，就愈容易造成惡性循環。

反觀陰部臭症，由於陰道分泌物和肛門部的骯髒本來就會弄髒内褲，因此大多不會有强烈的意識。

有些女性喜歡穿著吊襪帶，使内褲和陰部緊緊貼合，不像腋下那麼通風，於是便擔心可能會有臭味。事實上，陰部臭症所以較少，就是因爲汗腺並不發達的緣故。陰毛和腋毛是因爲荷爾蒙的關係而生長，頂泌汗腺也隨之發達。不過，在此有一個疑問。

那就是，爲什麼腋下部的頂泌汗腺發達，外陰部的汗腺卻較少呢？前面說過，胎兒時期汗腺遍佈全身，其後逐漸退化、消失，直到青春期時，因爲荷爾蒙的緣故，又在某些特定的部位再生。但陰部的毛再生不良，因此陰部臭症的發生頻度只有一％。

根據汗腺是爲了吸引異性而發達的原理，外陰部的汗腺應該更發達才對，但實際上卻是在獲得解放的腋下較爲發達，這點實在頗耐人尋味。也許我們可以以此爲關鍵，找出汗腺發達的端倪。

極富吸引力的陰道分泌物的氣味

女性陰部的氣味，是由於陰道分泌物，位於陰道入口的前庭大腺及陰道周圍皮膚的分泌物等恥垢，積存在小陰唇之間所引起的。

陰道分泌物是一種乳酸菌，ＰＨ值保持在四～四・六的酸性，具有酸甜的魅力。

但是，因性交、忘記拿掉衛生棉或腫瘤引起發炎而致大腸菌增加、乳酸菌減少時，分

陰部臭症發生的原因

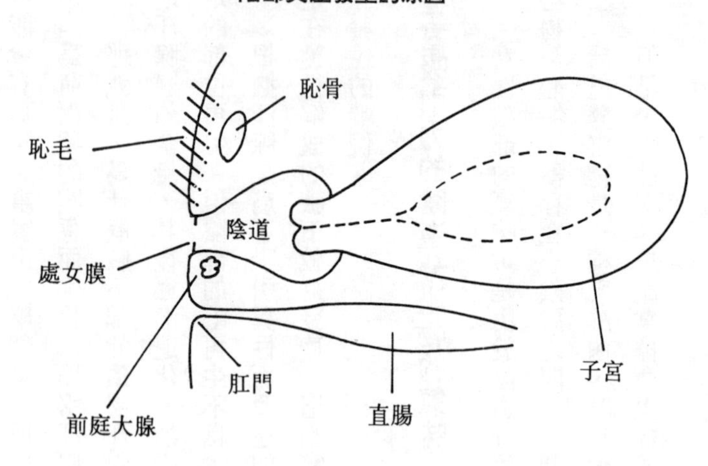

泌物就會傾向於鹼性。這時會發出大腸菌特有的、令人討厭的便臭味。

出現陰部臭症的患者，多半是由於陰道分泌物所致，必須接受婦科檢查。

先前說過，有恥毛處一定有頂泌腺附著，因此會產生以下的分泌物。

所謂的分泌物，是指包括脂質、鐵、螢光物質、色素等，呈乳白色的粘稠液體，通常會由恥毛部份開始出現在皮膚表面。

皮脂腺會釋出令人討厭的分泌物

有毛的地方，一定有皮脂腺，陰部也不例外。頂泌腺和包住毛的毛包，合成單體。

皮脂腺內含有三酸甘油酯、石蠟、角鯊烯

和其它脂質。因爲會從毛細孔釋出，故很難對付。以往的學説主張，狐臭的發生原因物質，關鍵在於頂泌腺内的分泌物，但事實卻不然。其實，來自皮脂腺的分泌物也是重要的關鍵之一。

換言之，狐臭的原因物質，係由頂泌腺分泌物+皮脂腺分泌物所構成。

有關詳情，請參照「爲何會出現狐臭」中有關皮脂腺的説明。

陰部是恥毛密集的地帶

陰部和腋下都是體毛密集的地帶。這就表示，這兩個部位含有很多頂泌腺和皮脂腺，是以分泌物也很多。

毛多、皮脂腺和頂泌腺的分泌物又多，對細菌而言是絶佳的棲息場所。細菌當然不會忽略這個事實，於是藉由脂質分解酵素將分泌物分解爲其它物質，引起了狐臭等惡臭、異臭。

散發臭味的小汗腺汗

光是這樣臭味還不會很强。真正麻煩的，是由小汗腺所分泌的汗。

汗的主要成分幾乎都是水分。不過，當水分蒸發時，異臭也會隨之到處發散。從醫學觀點來看，這才是狐臭的真相。由此可知，陰部臭症的構造如下：

（頂泌腺分泌物＋皮脂腺分泌物＋細菌＋小汗腺＝陰部臭症）

和狐臭一樣，陰道臭症也不可等閒視之。

生理期間氣味更加強烈

對女性而言，陰道氣味在生理期間會變得更加強烈。

根據筆者調查的結果，生理期間陰道臭症的氣味，可能比狐臭更強烈。其理由在於，來自陰道內的分泌物會附著於外陰部，因而使得臭味增強。

筆者也曾擔任婦產科醫師。根據我的經驗，女性在懷孕過了六個月以後，陰道臭症會增強。此外，生下嬰兒時或剛剛生產後，也有類似的情形。任何人一走進產房，都會聞到一股刺鼻的陰道臭味。

究其原因，乃是由於妊娠期間頂泌腺和皮脂腺的分泌增強所致。

一旦懷孕中止或生產過後，臭味就會消退。

陰道臭症以外的其它臭味

除了陰道臭症以外，陰道臭味也會因正常分泌物、生理時的出血或病態的分泌物等而增强。

這些雖與陰道臭症完全無關，但還是在此稍加介紹以供各位作爲參考。

(1) 正常分泌物的臭味

所謂正常分泌物，包括外陰部的汗、皮脂腺和性器的分泌物、污垢等。分泌物的量和成分，會受到食物、年齡、氣候和性生活等的影響。

此外，也受到精神因素的影響。也就是説，妳愈是討厭這種臭味，臭味就變得愈强。

臭味通常不會立刻發生，而是在接觸外氣，經過一段時間以後，細菌繁殖才開始發臭。最好的對策，就是勤於沐浴、保持陰部清潔。

(2) 生理期出血所產生的臭味

經血排出經過一段時間以後，成分會產生變化，形成異樣的臭味。生理期間不單是陰部，全身的分泌物的量都會增加，所以一定要盡可能多多沐浴以保持清潔。

(3) 病態分泌物的臭味

女性的生理十分微妙。當子宮或陰道內因爲某些原因而發炎時，分泌物就會增加，因而散發出惡臭或異臭。

一旦發現分泌物和平常不同，帶有黃色的膿或惡臭。異臭强烈時，必須立刻接受專門醫師的治療。

以上就是除了陰道臭症以外，導致異臭、惡臭的原因。如果再加上陰道臭症原有的臭味，那就真的奇臭無比了。對策包括勤於洗澡，或是經常擦拭下體以保持淸潔。

一般而言，女性對美的關心度極强，而且感受十分敏銳。但事實上，男性又何嘗不是如此呢?普天之下的男性，幾乎没有不愛看美女的。

萬一美女身上會散發出惡臭、異臭，那可就不美了。這時不管她長得再美，也無法令男性怦然心動。由此可知，陰部的惡臭會降低妳的人格。

陰部臭症的治療法

陰部臭症的治療，以前是使用藥物，但現在已經不再銷售。由於陰部非常纖細，一旦使用狐臭藥物，將會傷及周圍的皮膚。

保持清潔、經常更換棉質內褲，是平常就必須留心的注意事項。

若惡臭不是很强，應儘量避免手術治療。

但若惡臭强烈、煩惱又很深刻，則可以施行以下的手術治療。

手術方法原則上和狐臭治療相同，仍然採用稻葉式皮下組織削除法，只是削除部位由腋下改爲陰部罷了。手術的經過如下：

①首先按照恥毛的生長範圍，以小陰唇和大陰唇的交界處區分外陰部，畫出手術的預定線。

②自小陰唇上方，三分之一處的大陰部側面約十公釐處切開皮膚，然後和處理狐臭一樣進行剝離，插入器具將其削除。不過，本手術的主要目的是去除頂泌腺，皮脂腺會殘留下來，因此恥毛會再生。另外，恥毛的中心部會殘留下來，在美容上不會有什麼問題。

③手術結束後，進行Double Tie Over 法。因爲覆蓋的範圍不大，所以不會對排尿構成妨礙，而且能迅速痊癒。

④手術結果良好，不會有浮腫或出血等現象。

在此我要再次强調，除非惡臭情形非常嚴重，否則我不建議各位採用手術療法。因爲，陰道臭症多半比狐臭輕微，而且手術本身具有一定的難度。

陰道臭症身心症的治療法

雖然陰道臭症的氣味不是非常强烈，但一旦出現：

- 十分在意
- 自覺惹人討厭
- 刻意避開他人
- 不喜歡置身在人群中

等陰道臭症神經衰弱症或身心症的傾向，那就頗令人擔心了。這時，要沿用狐臭身心症的檢查、治療方法，從身心兩方面進行治療。有關詳情，請參照狐臭身心症的部份。

第七章

有關狐臭煩惱的Q&A

——解決你的煩惱——

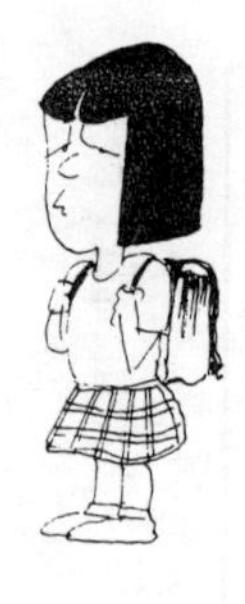
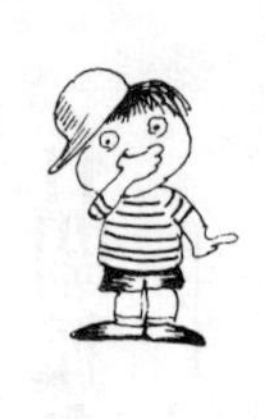

Q1 小學生也會有狐臭嗎？

小女現就讀小學六年級。原本活潑開朗的她，自從被同學指出腋下有臭味以後，性格整個改變了，而且變得不喜歡上學。請問，小學生也會有狐臭嗎？

（伊藤澄子　主婦　三十一歲）

A 狐臭與乳房的發育有關。我猜，令嬡的乳房可能已經開始膨脹了吧？如果是的話，那麼她的狐臭應該是受到荷爾蒙的影響所致。根據筆者的調查，小學時代就出現狐臭的人很多，有的孩子甚至至八歲就發症呢！

但如果有拒絕上學的傾向，那可就嚴重了。放任不管的話，性格可能會變得更加陰鬱。我建議妳儘早讓她接受手術治療。

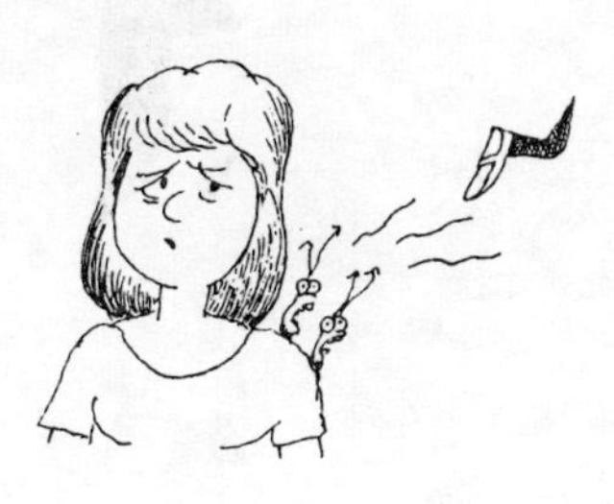

Q2 初潮與狐臭有關嗎?

我現在就讀國中一年級。初經於小學五年級時來臨，當時我就覺得腋下臭臭的，不過並不在意。後來有男同學指著我說「好臭啊!」令我深受打擊，晚上連覺也睡不好。我真的很想趕快把它治好。不過我很想知道，生理期一開始就會有狐臭嗎?

(井上洋子　國中生　十三歲)

A 根據筆者的調查，狐臭在初潮時發症的比例相當高。尤其近來國人肉類和蛋的攝取量大增，孩童的發育速度大為提升，女孩子的初潮多半也提早到來，因此狐臭的發症當然也跟著提早。這都是因為荷爾蒙的影響所致。一般而言，初潮提早來臨，狐臭也會提早發症。而造成狐臭的原因，主要是在於頂泌腺。因為妳已經出現為了狐臭而煩惱得睡不著的情形，為免對未來產生不良影響，我建議妳及早接受治療，相信很快就可痊癒。

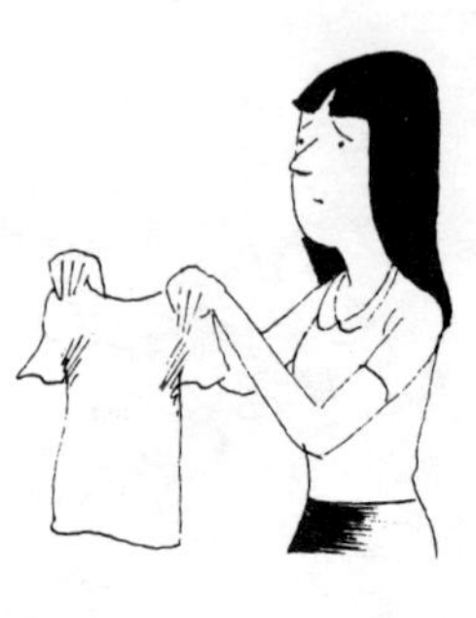

Q3 為狐臭嚴重到會弄髒衣物而煩惱……

我有狐臭，又經常流汗，因此被親友列爲不受歡迎人物。不過，最令我感到困擾的是，衣服被弄髒的情形非常嚴重。才穿一次的衣服，腋下就留下了斑點，真叫我不知該如何是好？對於我的煩惱，不知有沒有具體的解決方法呢？

（遠山康江　OL　二十四歲）

A 本文也曾提及，狐臭患者最大的煩惱，除了臭味薰人以外，衣物被弄髒也是頭痛的根源。衣服一件件被弄髒而報銷，當然會造成經濟上的負擔。

更糟的是，妳不僅有狐臭，還有多汗的症狀。狐臭可以藉著改善飲食生活來減輕臭味，但多汗症卻無法藉此獲得解決。

根本解決之道，除了稻葉式皮下組織削除法之外別無他法。

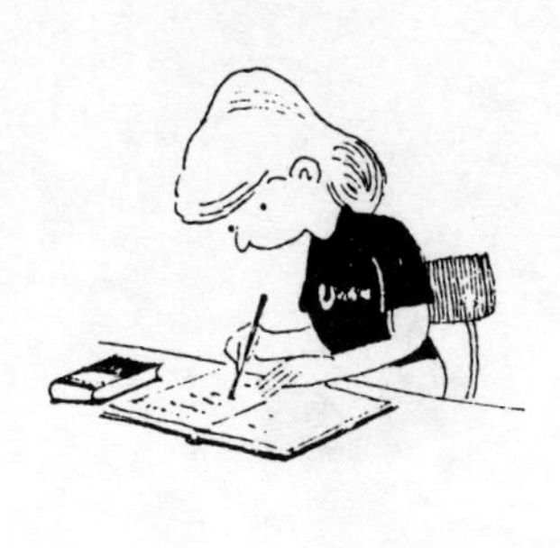

Q4　狐臭真的會遺傳嗎？

或許是因爲父母都有狐臭吧？我從大二就注意到自己有狐臭症狀，老是覺得其它人都討厭我。後來認識了現在的先生，他不在意我的狐臭而娶了我，讓我過著幸福、快樂的日子。

婚後我們育有一女，現年十五歲。請問，小女會不會也跟我一樣爲狐臭所苦呢？

（加藤理惠　主婦　三十五歲）

A　的確會遺傳。但是我說過，狐臭本身不會遺傳，會遺傳的是狐臭體質。不論是父母都有狐臭或其中一方有狐臭，未必百分之百都會遺傳。

有關遺傳的機率前面曾經介紹過，父母均爲狐臭體質時，發症的機率爲八○%；父母其中一方爲遺傳體質時，發症機率爲五○%。據此來看，妳的子女發症的機率相當高，但女兒發症的機率只有二分之一而已。況且就算真的發症，也可以藉著稻葉式皮下組織削除法將其完全治癒。我建議妳不要太過擔心或緊張，以免導致狐臭增強。

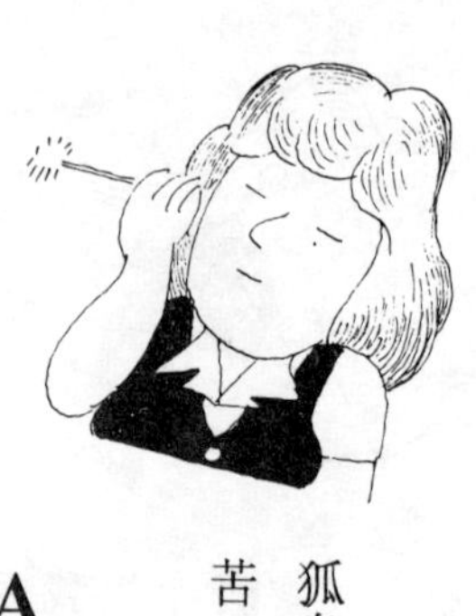

Q5 軟性耳垢的人也會有狐臭嗎？

我的一位同事有狐臭的煩惱。據她表示，耳垢軟的人，都會有狐臭。我的耳垢也是軟的，真擔心有一天也會跟她一樣爲狐臭所苦。

（木暮光江　OL　二十一歲）

A 我想，妳的朋友可能是赴醫院接受治療時，醫生告訴她的吧？知道她接受治療後狐臭仍未痊癒，我真的非常同情。

的確，耳垢和狐臭有很密切的關係。前面說過，耳垢分爲二種，一種是灰白色的乾耳垢，一種是暗褐色的軟濕耳垢。問題在於後者。耳垢，其實就是附著於外耳道皮膚的耳道腺分泌物。狐臭的

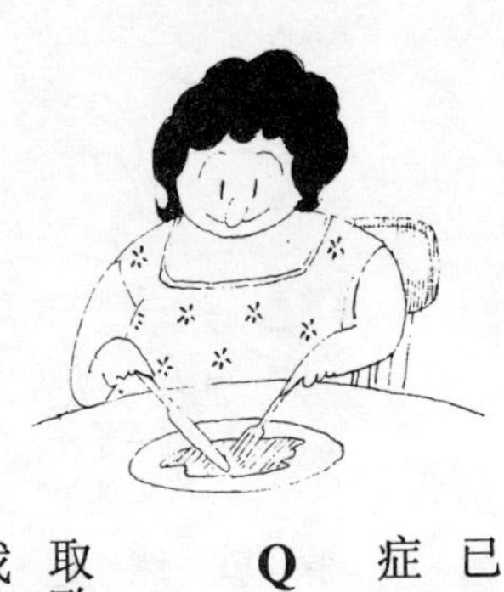

原因物質頂泌腺，不只在腋下，在外耳道也有。其分泌物會使耳垢變得濕軟。證據就是，狐臭患者的耳垢幾乎都是軟的。

但這並不表示，耳垢軟的人一定會有狐臭，只是發症率較高而已。目前妳並沒有狐臭的症狀，因此大可放心。萬一將來不幸發症，切記一定要接受專門醫師的診治。

Q6　採用日式飲食生活就能治癒狐臭嗎？

我們家在歐美地區住了很長一段時間，回到日本以後，仍然採取歐美式的飲食生活。以我爲例，牛排、煎肉等肉類料理，可說是我的最愛。或許是因爲這個緣故吧？我一直有狐臭的煩惱。聽人說只要採用日式飲食就能治好狐臭，是真的嗎？」

（田代敬子　主婦　四十歲）

A

本文曾經談及過，飲食生活與狐臭發病有很大的關聯。肉類等動物性食品含有豐富的脂肪，即使是瘦肉部份也不例外。這些

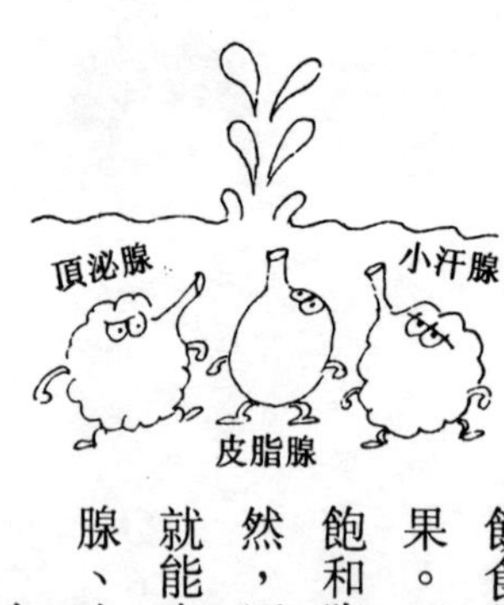

脂肪成分會形成頂泌腺和皮脂腺的分泌物，出現在皮膚表面。當然，同時也會分泌其它成分。一旦有細菌附著時，就會引起狐臭。

以肉食爲主的外國人大半屬於狐臭體質，理由即在於此。日式飲食是以飯、麵、蕎麥類爲主食，副食則是魚類、豆類及蔬菜、水果。巧妙地加以組合，就能擁有完美的蛋白質，所攝取的脂肪爲不飽和脂肪酸，因此能降低壞膽固醇、預防令人擔心的成人病。當然，同時也能充分攝取到維他命、礦物質類。但，這並不表示藉此就能去除狐臭，只是使症狀減輕而已。那是因爲，腋下仍有頂泌腺、小汗腺和皮脂腺存在。

在此要提醒妳的是，適度的臭味有助於提升性的魅力。如果妳還是無法釋懷，可利用皮下組織削除法將其去除。

Q7 男性象徵能留下來嗎？

長年來一直爲狐臭所苦，人際關係也因而大受影響。很想接受

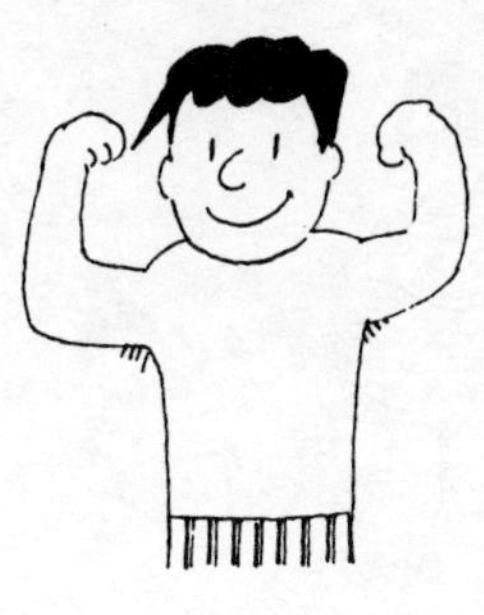

手術，但不知被視爲男性象徵的腋毛能否留下來？

（君島愼一　公司職員　二十六歲）

A 對男性而言，腋毛是男性魅力的象徵之一，因此當然想把它留下來，希望它能再生。稻葉式皮下組織削除法只需要進行一公分的切開，由此插入器具去除頂泌腺、小汗腺和皮脂腺，只要腋毛發生的根源皮脂腺部份（中部毛包）仍然殘留，腋毛必能再生。也就是說，你可以只去除狐臭和多汗，而象徵男性魅力的腋毛仍會再生，並且不會產生臭味。

Q8 稻葉式皮下組織削除法真的能完全治癒狐臭嗎？

外子曾接受過二次切除法手術，但卻無法完全治好狐臭。接連二次的失敗，令他備感苦惱。女兒也遺傳了同樣的體質，每天都在爲此煩惱。請問，皮下組織削除法真的能治好狐臭嗎？

（金森惠子　主婦　三十四歲）

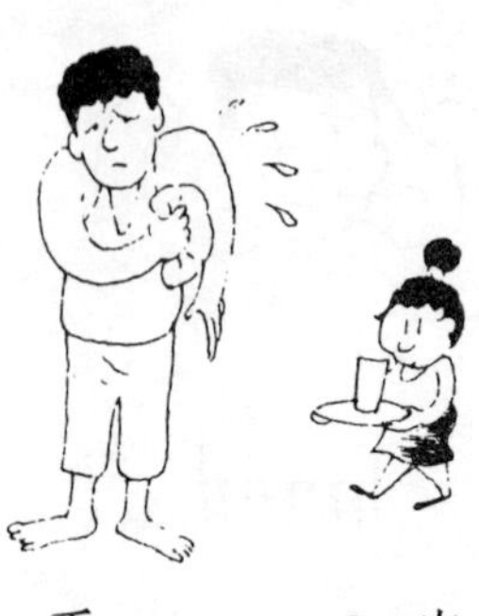

A 接受過二次切除法手術卻仍無法治癒，的確令人同情。或許是手術進行得不夠完善吧？本院的患者，很多都是在其它醫院治不好才轉過來的。坦白說，狐臭手術難度極高，利用切除法未必能完全去除病源。而在動過二次切除法手術後，想必留下了很大的疤痕。不過請放心，皮下組織削除法能完全去除導致狐臭的頂泌腺、皮脂腺和小汗腺，因此狐臭永遠不會再發。

Q9 去除腋下多汗的症狀後，其他部份的汗會不會增多呢？

狐臭不是很强，但腋下的汗卻很多，爲此十分苦惱。如果利用手術加以去除，其它部位的排汗量會不會增多呢？

（**茶山敏江**　ＯＬ　**二十四歲**）

A 狐臭和多汗症通常會一併發生，與妳同病相憐的人很多。原則上，發汗具有調節體溫的作用，因此，妳的懷疑有其道理，不過我認爲根本不必擔心。畢竟，和覆蓋全身的表皮比起來，腋下皮

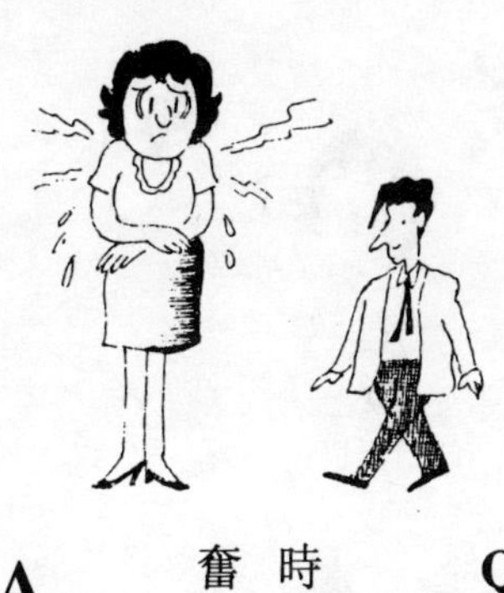

膚只是其中的一小部份而已，即使去除汗腺，也不會造成影響。倒是發汗會對精神產生很大的影響，去除腋下的汗腺後可以使人安心，結果反而使全身的發汗量減少。

Q10　因為狐臭而迴避異性……

因爲狐臭的關係，每當公司的男同事邀我一起吃飯、看電影時，我總是加以拒絕。當他走近我的身邊時，我總是既緊張又興奮，結果狐臭似乎更强烈了。對此，不知有沒有解決的方法？

（川西奈美　OL　二十三歲）

A　妳因爲他的到來而精神緊張，精神緊張會促使狐臭增强、腋下頻頻流汗，而汗又加速了狐臭的發散。不過請放心，只要藉著皮下組織削除法將頂泌腺、皮脂腺、小汗腺完全去除，就能從狐臭和多汗的煩惱中獲得解放，坦然接受對方的示愛，攜手共創美好的人生。我相信，妳一定比任何人都更期待這一刻的來臨。

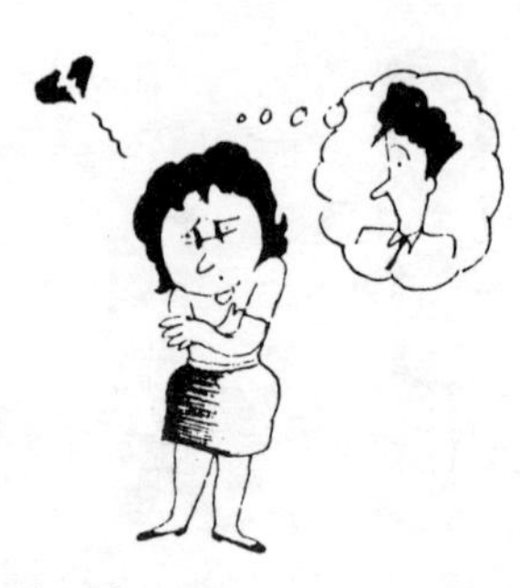

Q11 因為狐臭而想解除婚約

經過長時間的交往之後，我訂婚了。多年來我一直有狐臭的煩惱，雖然他從未提及此事，但這反而加重了我的心理負擔。我擔心婚後他會無法忍受我的狐臭，因此有意解除婚約，孤獨度過此生。只是，難道真的沒有方法能治療狐臭嗎？

（鹿取由美　OL　二十三歲）

A 既然訂婚了，怎麼還會想要解除婚約呢？我想，妳一定曾經瞞著他到醫院治療狐臭。由於以往並不知道狐臭發生的原因，自然療法也不夠完善。在這種情況下，又怎能期待有好的治療效果呢？但現在已經知道狐臭發生的原因，因此只要藉著稻葉式皮下組織削除法，就能使妳從狐臭的煩惱中解放出來。千萬不要輕言解除婚約，一旦放棄了幸福，就再也追不回來了。儘快將煩惱根除，然後勇敢地投入他的懷中，攜手共創光明的人生吧！

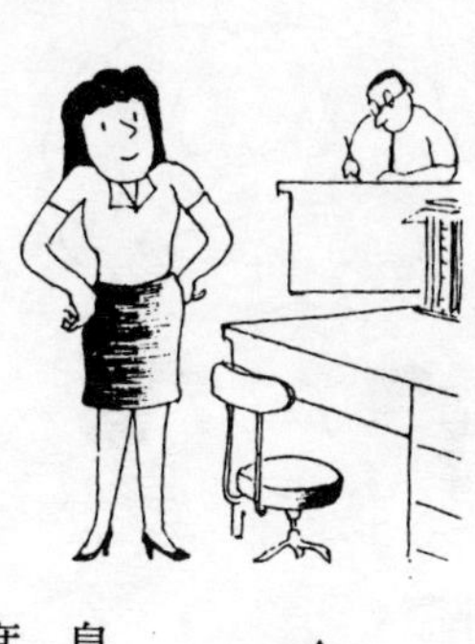

Q12 想接受手術，卻苦於拿不到休假

多年來一直爲狐臭所苦，現在有意接受手術，卻無法向公司請得長假。請問，動手術時需要住院多久呢？

（淸水順子　ＯＬ　二十七歲）

A 一般的切除法必須進行大型切開，傷口的復原較慢，所以住院期間可能長達一、二十天。

而稻葉式皮下組織削除法只行一公分的切開，就能完全去除狐臭，再加上手術後利用Double Tie Over法進行壓迫固定，復原速度較快，平均只要住院二～三天，即可回家休息，等到第六天再回醫院拆線就可以了。其缺點是手臂不能靠在胸前，需要較大的空間保持手叉腰的姿勢，不過對事務性工作並不會構成妨礙。如果有人問妳怎麼回事，就說皮膚發炎必須用繃帶包起來好了。

在使用壓迫繃帶期間，完全不必擔心會妨礙工作。

如果是住在附近的患者，當天就可以回家了。

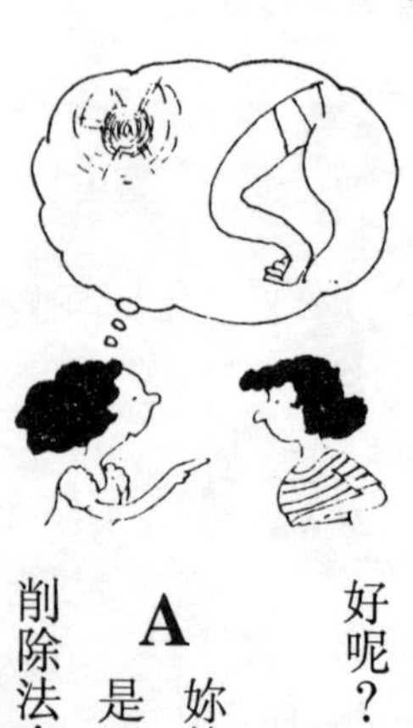

Q13 什麼時候動手術比較理想呢？

我現在就讀大三，想利用暑假時動手術，但是朋友勸我不要在夏天動手術。我真的很想早日去除狐臭，請問什麼時候動手術比較好呢？

（香山晴子　學生　二十二歲）

A 妳的朋友真的非常關心妳。以前認爲夏天不適合動手術，主要是因爲發汗會弄髒手術部位，造成細菌感染。不過，皮下組織削除法會將汗腺完全去除，所以根本不必擔心發汗的問題。此外，目前醫療設備、抗生物質、冷暖氣等均相當完善，即使是在盛夏，一樣可以防止傷口化膿。

也就是說，一年四季都可以動手術。至於最理想的時期，則是在秋天。因爲手術後殘留的色素沈著，到了翌年便告消失。

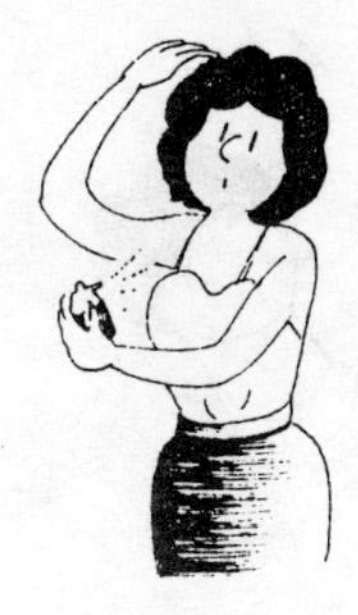

Q14 香水能消除狐臭嗎？……

我有狐臭的煩惱，聽說香水能消除狐臭，是真的嗎？

（加川咲江　OL　二十八歲）

A 狐臭氣味不强時，噴洒香水倒也不失爲一個好方法。但如果爲了消除臭味而大量噴洒香水，則會產生反效果。濃烈的香水味和包括狐臭在內的其它體臭混合時，會形成相當奇特的味道。

想要使狐臭消失，結果卻產生另外一種惡臭，這應該不是妳想要的吧？如欲暫時消除狐臭的臭味，不妨利用體香劑，但這並不是根本的解決之道。

Q15 接受治療之前有哪些應急方法呢？

有意接受狐臭手術治療，但因工作之故，暫時還無法休假。在此之前，有什麼方法可以應急呢？

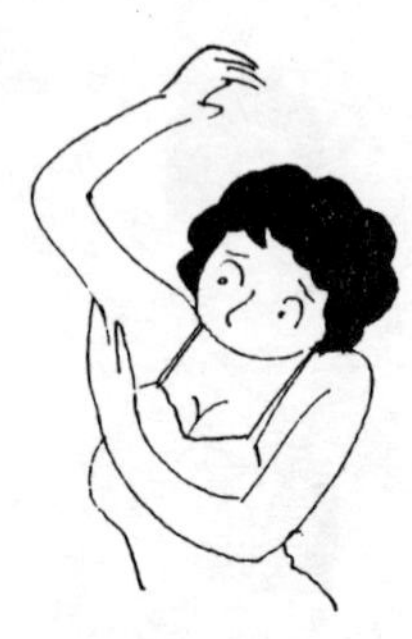

A 你因工作在身而無法休假動手術，的確頗令人同情。但如果任由狐臭的煩惱持續下去，則後果不堪設想。在手術之前採用的應急方法，就是使用脫臭劑或制汗劑。製品種類繁多，使用方法也不盡相同，一定要遵從說明書上記載的注意事項。

上述製品雖能減輕臭味，卻會帶來多汗、殘留斑點的煩惱。爲了防止藥劑在衣物上留下斑點，可以採用噴霧式藥劑，稍待片刻，等藥劑乾了以後再穿上衣服。

（橫森信夫　公司職員　三十一歲）

Q16 即使是疤痕體質也不用擔心嗎？

我以前曾經接受過手術。因爲是屬於疤痕體質，所以疤痕至今依然殘留，而且皮膚隆起。如果我再接受手術，會不會也是相同的情形？

（田所健一　公司職員　二十七歲）

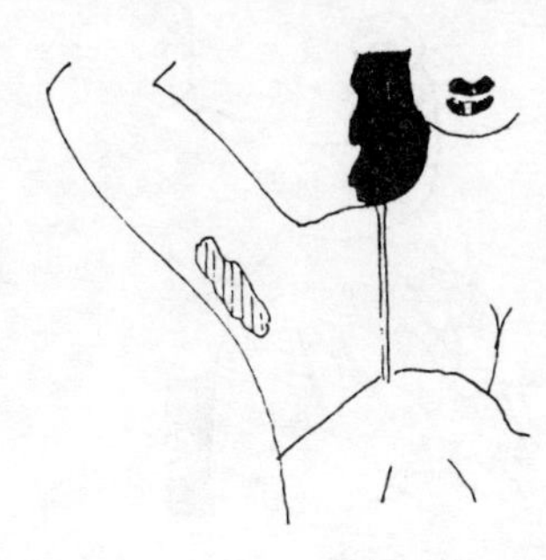

A 你的情形很明顯地是疤痕體質。使用稻葉式皮下組織削除法時，只在腋下切開一公分左右，並不會留下明顯的傷口。

屬於疤痕體質的人，可使用副腎皮質荷爾蒙對疤痕進行局部注射，就能使疤痕變得不明顯。此外，事先對局部注射副腎皮質荷爾蒙（一個月一～二次）的話，即使有疤痕也會逐漸縮小。總之，重點在於必須儘早接受治療。

Q17　沒有一家醫院理我……

我有狐臭，曾經接受一次手術治療，但仍然留有臭味。後來我又到過許多家醫院求醫，不料醫生全都表示：「你並不臭啊！」根本沒有人理我。

我的煩惱日益加深，請告訴我解決的方法。

（森山孝　大學生　二十一歲）

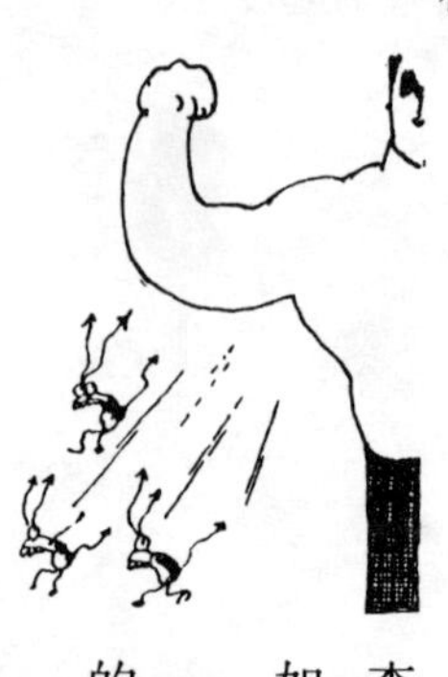

A 你說自己有狐臭現象殘留，但是醫生卻說沒有，這確實令人感到困擾。最簡單的辨識方法，就是看看先前的手術是否曾留下腋毛。如果沒有腋毛殘留，而你卻感覺到狐臭，那麼恕我直言，這是由於你太過在意狐臭，使自己陷入神經衰弱狀態所致。

建議你盡快找個值得信賴的專門醫生，接受身心兩方面的檢查。如果確認真的有狐臭殘留，可利用手術將其完全去除。反之，如果根本不臭，則必須接受心理療法。

總之，你必須冷靜地面對現實，並遵從醫師的指示，接受適切的治療和指導。

Q18 任何醫院都可以進行稻葉式皮下組織削除法嗎？

我自邁入青春期以後，就有狐臭的煩惱。聽朋友說稻葉式皮下組織削除法很有效，但不知是否任何醫院都可以進行？請告知詳情。

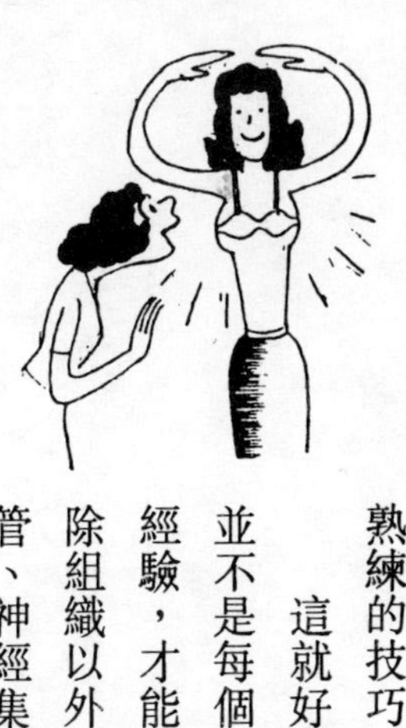

（秋田久美子　OL　二十二歲）

A 本院每天都爲許多患者進行手術。聽到手術的時間很短、使用的器具又很簡單，也許妳會產生一種錯覺，以爲手術非常容易。事實上，稻葉式手術法及其後的處置，需要具有豐富的經驗和熟練的技巧。

這就好像看木工刨木板一樣，看起來似乎非常簡單，但事實上並不是每個人都能做的。刨的速度、力道等，都必須要累積相當的經驗，才能拿捏得恰到好處。治療狐臭的皮下組織削除法，除了削除組織以外，壓迫固定也是相當高難度的作業。再者，腋下有血管、神經集中，進行撈縫可說十分困難。

如此困難的手術，有些醫師卻只是實習個二、三天，就自認爲可以爲患者動手術了。試問，妳願意成爲這類醫生的實驗品嗎？

坦白說，稻葉式療法只有特定的醫師會做。套句學會的形容詞：「稻葉式削除法一般醫生根本做不來」。

科學是從假設開始，經過長時間的考驗而決定其真正的價值。

正如本書所言，爲免成爲某些手術法的實驗對象，手術之前必須對其進行過程具有充分的瞭解，然後才接受手術治療。

手術之前也可以先打電話洽詢，總之，一定要完全瞭解以後才接受手術。

終　章

藉獲得日本醫師會最高優功賞的機會提倡皮脂腺說——使其在世界各地發揚光大！

由狐臭的根治療法發展出頭髮的再生理論

堪稱劃時代的稻葉式皮下組織削除法的開發及應用於臨床上，幫助三萬多名患者擺脫了狐臭的煩惱。

與此同時，透過臨床所得到的資料，世人對於過去深信不疑的發毛基礎理論，終於產生了懷疑。

過去，醫學界大都支持「毛根發毛說」，亦即認爲毛的發生關鍵掌握在毛根部。但是，採用能夠完全治癒狐臭的稻葉式皮下組織削除法，去除皮膚內部的毛根、頂泌腺、小汗腺後三個月，腋毛再生的症例，卻經常可見。按照以往的說法，毛根既已去除，應該不會再長出毛來才對。但許多臨床症例卻證明了，毛還是會再長出來的。根據這個鐵一般的事實，筆者對以往的毛根發毛說產生了疑問，並且開始思考「毛不是由毛根，而是由其它部份生長出來」的可能性。

毛到底是從哪裡長出來的呢?經過不斷地研究，我終於發現毛的發生是在皮脂腺部。換句話說，毛的發生不在毛根部，而是在其上部的皮脂腺部位，一旦去除皮脂腺部，毛就不會再生；反之，如果有皮脂腺殘留，毛就會再生。

我很想大聲告訴全世界：「留下皮脂腺時毛會再生」，但因爲缺少組織學上的證明，故不獲學會認可。

就這樣，我孤獨地展開了研究之旅。

毛由皮脂腺部長出

所謂的「見樹不見林」，是指眼裡只看到一棵棵的樹，卻忽略了整個森林之美，人們在狐臭的研究上也是相同的情形。

目前一般的研究，在調查皮膚組織時，大多採取以石蠟凝固組織片製成薄切片標本進行檢索，或是利用電子顯微鏡觀察細部等方法。其缺點是只能觀察到其中的一部份，卻不能觀察到整體。

筆者則對整個組織產生興趣，於是開發出製作厚切片標本的技術，進行組織學調查。結果發現，以往衆人深信不移的毛周期說，原來是一大錯誤。

當皮脂腺殘留時，其排出管的出口部份會形成新的毛芽，雖不會再形成毛球，但其周圍的上皮細胞會形成絲毛組織，聚集成毛纖維，其上部會角化成爲新毛。毛一邊製造出來一邊下降（毛抗期），然後形成毛球，到完全形成之前仍會持續下降（毛球性毛抗期），完全形成之後即不再下降，反而朝向皮膚表面發毛。其原理和火蔥的發根生長相同，故皮脂腺發毛說又稱火蔥學說。

根據組織學研究的結果，我認爲毛周期應該分爲四期比較妥當，也就是在原來的成長期→移行期→休止期之外，還要再加上我新發現的峽部毛鞘期（峽鞘期）。

基於科學、臨床、組織學所顯示的事實，而提出的毛發生中樞不在毛根部，而在其上部的皮脂腺部這個震驚世界的新學說，乃是從狐臭手術發展而來的。

狐臭與少年禿的關係

歐美人大多屬於强烈的狐臭體質，男性的少年禿從二十幾歲便開始。反之，東方人屬於狐臭體質者較少，少年禿的情形也較少。

少年禿在過去被視爲遺傳所致，無法予以治療。

遺傳因子是經由長時間的淘汰而形成的，用它來解釋少年禿似乎是很好的理由。

不過，用皮脂腺說來說明則更爲貼切。

歐美人容易出現狐臭和少年禿，是由於飲食生活所致。肉類、乳製品等高脂肪食品攝取過多，皮脂腺會出現肥大傾向，再加上遺傳因子作祟，就會形成肥大化。頂泌汗腺早在胎兒時期就已形成，一旦飲食生活促使頂泌汗腺異常發達，便會形成狐臭體質。

一般而言，東方人爲農耕民族，會避免高脂肪食。因此，皮脂腺、頂泌汗腺的發達或分泌物均屬適量，當然較少出現狐臭或少年禿。

由此可知，頂泌汗腺是由皮脂腺發達而來的，故與脂肪的代謝、排出有關。皮脂腺的肥大化、營養的遺傳因子，形成了狐臭體質，與少年禿的原因也有關。

由皮脂腺說掌握少年禿的原因

以前，世人大多認爲少年禿是隨著年齡增長不斷進行的遺傳性現象，而且沒有治療方法。

不容否認地，遺傳因子確是少年禿的原因之一。有關少年禿的發生原因，歷來有各種說法，其中以荷爾蒙不均衡說最爲有力。

但是，爲什麼女性到了高齡仍然很少出現禿頭現象，而朝氣蓬勃的年輕男性，卻有禿頭的現象呢？有人認爲理由在於頭頂部是女性荷爾蒙的支配領域，但我並不贊同此一説法。

毛的發生，與男性荷爾蒙有密切關係。以往認爲，毛的發生是由於男性在睪丸製造的睪酮；女性由卵巢、副腎皮質製造的男性荷爾蒙，運送到毛根部而引起的。

此外，人們還相信，當睪酮受到５α還原酶酵素的影響，轉換爲５α脱氫速甾醇（DHT）時，荷爾蒙作用會開始發揮。

與此同時，又有人提出DHT一方面會促進毛的發生，一方面又會抑制毛的發生之矛盾説法，所以用荷爾蒙説根本無法説明實際情形。

這時輪到稻葉皮脂腺説登場了。從一嶄新説法的主要內容，是毛的發生中樞在皮脂腺部，皮脂腺的肥大化會導致大量脱毛及禿頭，縮小時則毛會再生。

這個新理論與狐臭發生的原因相同。歐美男性攝取較多肉類等動物性脂肪，皮脂腺呈現肥大化，內部的５α還原酶增多，因此而轉換爲過量的荷爾蒙（５αDHT），並透過毛包周圍的血管作用於下部的毛球部。以植物來說，就是肥料過多使得毛球部發出哀號，毛包縮短、變小，内部的毛變細掉落。換言之，給予頭髮過剩的營養而致無法長長、呈現細毛化，這就是少年禿的真相。

另一方面，東方人爲農耕民族，食物以魚類、植物油等不飽和脂肪酸爲主，故皮脂腺大小適中，5αDHT也維持正常。在給予毛根部適當營養的情況下，毛的成長正常，因此少年禿的情形較少。

由此可知，少年禿是由於荷爾蒙過剩的營養過多障礙所引起，並非單純的老化現象。當動物性脂肪攝取過多時，就會引起少年禿，所以也可以稱它是一種「富貴病」。

知道少年禿的原因以後，治療起來就很簡單了。有關詳情，日後有機會再詳加叙述。

總之，只要在護髮時加入抑制5α還原酶的物質，就能使毛再生。

正如以上所述，狐臭、少年禿與皮脂腺有關，因此狐臭的完美治療法，想必也有助於消除少年禿的煩惱。對於這個意外的發現，坦白說連我自己也感到十分驚訝。

在全世界獲得廣泛回響的皮脂腺說

人類常常會爲既有的常識或觀念所侷限，因此像皮脂腺說這種獨樹一格的嶄新理論，根本穿不透國內學界那堵厚厚的牆壁。

於是我改變方向，將其翻譯成英文，請美國皮膚科學方面的權威，已故的溫斯頓大學教授H・平卡斯先生加以指正，結果獲得極高的評價。不只如此，在他的推荐下，這篇有關皮脂腺說的文章，還被刊載在世界上最具權威的皮膚科學會的雜誌「J. Invest. Dermatol.」上。其後，陸續有許多證實皮脂腺說成立的研究論文發表出來，至此皮脂腺說的正確性在海外獲得了認可。此外，平卡斯先生在其舉世知名的著作「A guide to dermohistopathology」（一九八一年第二版）中，也加以介紹。

一九七九年，我因開發治療狐臭的稻葉式皮下組織削除法有功，獲已故的武見日本醫師會會長頒予日本醫師會最高優功賞。

皮脂腺說成爲永久脱毛術的電氣凝固法作用機序，經由世界知名的『Skin Surgery』的介紹，成爲衆所周知的事實。另外，日本的『圖說臨床整型外科講座Ⅰ——創傷治癒、組織移植』一書中，也曾加以介紹。

在韓國，有崔榮喆醫學博士開設韓國狐臭研究部，爲患者進行稻葉式手術。而在大邱，則有國立慶北大學免疫學教室的鄭泰浩教授，則以皮脂腺說爲基礎進行研究，因其成績斐然，乃於一九九〇年獲聘爲慶北大學醫學系的客座教授。

但歐美的情況則稍有不同。舉個例子來說，在一九八五年的國際免疫學會上，當鄭教授發表有關狐臭遺傳，特別是HLA的研究報告時，曾有與會者問道：「什麼是狐臭？」由此可知對狐臭的認知具有民族差異。歐美人士認爲狐臭是一種與生俱來的體質，雖然他們也研究狐臭與遺傳的關係，但是他們並不同意我們的說法。

一九八五年，我將皮脂腺說收錄在『Can human hair grow again？』這本單行本中，於世界各地發行，結果發現並未引發異論。由此即可證明，皮脂腺說已經獲得世人的認同。

根據皮脂腺說，我在比利時、西德、法國、英國、義大利、荷蘭、瑞典等EC七國，取得了製造養毛·發毛劑的專利。其後包括加拿大、新加坡、香港、馬來西亞、南非、澳洲及日本在內，總共獲得了十七國的專利許可。在日本申請專利時，第一次被打了回票，但我並未就此放棄，再度提出審查的要求，結果在二年後取得專利許可。第一次審查和第二次審查的基準究竟在哪裡，坦白說我到現在還是弄不清楚。

最近，皮脂腺說也獲得美國聖地牙哥斯克里普斯研究所所長洛納爾德·中村博士的認同，於是我前往當地訪問。此外，我所發明的養毛劑也開始在美國公開銷售。

另一個奇蹟是，不久前世界知名的化妝品學會雜誌，以英文介紹了與少年禿有關的皮脂腺說。世界著名的出版社Springer Verlag，最近也出版了一本包括我最專門的狐臭在內，與體臭有關的英文專業書籍『Human Body Odor』，書中將皮脂腺說、「少年禿的原因」等新理論介紹給全世界。同時，還將配上英文解說，內容主要在談論皮下組織削除法的錄影帶「The Inaba Method」介紹給世人。

就這樣，一個市井間的開業醫師，獨自開發了完全治療狐臭的方法，創立了有關毛發生、再生的新理論（皮脂腺說），並爲少年禿的治療開出了一條新路，對因少年禿而煩惱的人來說，這不啻是一大福音。

後記

——從今天起你也可以過著愉快的人生——

人生在世，誰不想擁有快樂的人生呢？問題是，一旦生病了或有狐臭等煩惱，那麼快樂人生就變得遙不可及了。屆時不僅會討厭自己，在人際關係上也會受到很大的影響。

在這個教養提升、智慧洗練的時代裡，很多人對於狐臭等異臭、惡臭，都抱持避之唯恐不及的心態，甚至毫不掩飾地露出嫌惡的表情。

這麼一來，人生無可避免地會陷入悲劇當中。周圍的人不理你，於是你把自己封閉在自己的世界裡。在現實生活中，因爲狐臭而遭親朋好友、同事離棄，和戀人絕裂、婚事受阻或和另一半感情不睦，甚或離婚的例子相當多。

本書除了說明使人生陷入悲哀、變成悲劇的狐臭真正的發生原因之外，還簡單地介紹了其治療法。以前我曾寫過『多汗症、狐臭的治療』一書，之後因爲陸續又發現了許多資料，再加上有很多人問我問題，爲了讓大家有更深入、更廣泛的認識，不只是針對身體方面，也針對狐臭患者的心理方面提出治療，這可說是本書的一大特色。

希望本書所介紹的稻葉式皮下組織削除法，能幫助更多人將狐臭的異臭、惡臭一掃而空，並配合心理療法，重新擁有開朗、幸福的人生。

失去的歲月不可能再回來；同理，漫長、苦惱的人生也不可能輕易消逝。但是，千萬不要輕言放棄。苦難的道路愈長，堅持到最後終於解脫的那一刻，所獲得的喜悅也就愈大。

在此衷心希望各位能夠忘卻以往的種種不快，今後的人生每一天都過得愉快、充實。衷心祝福之餘，也請各位不要忘了，幸福是要靠自己去掌握的。

稻葉益巳

改訂有感

本書出版四年來，獲得各界的熱烈回響，至今已經再版七次。特利用這個機會全面改訂，與稻葉義方先生合著。

我從事研究、開發皮下組織削除法已經二十幾年了。近十幾年來，稻葉義方醫師一直跟在我的身邊，以皮膚科專門醫生的身分，從基礎到臨床上給予協助，此外我們也一起做了許多手術和共同研究，並參與了對狐臭患者的協談工作。從中我們發現到，患者真正的煩惱並不僅限於頂泌汗腺所造成的臭味，同時還包括小汗腺引起的多汗及在衣物上留下斑點、污垢等。以往醫師們從未認識到這個事實，治療效果當然不甚理想。

最近甚至在美容上下了很大的功夫，展現了一些效果。

在這個高科技時代裡，使用基於其它目的而開發出來的醫療機器，或者採用完全無效的吸引法，或宣稱所用的是比稻葉式皮下組織削除法更好的改良手術法等醫療廣告，隨處可見。

我秉著「醫療爲科學、治療爲良心」的想法，每天在手術法上鑽研，進行能兼顧美觀、又能使多汗和狐臭確實消失的治療。而且，我認爲這是我的天職。

當今的醫業世界，可說置身於情報的洪流中。本次改訂的目的，就是希望爲多汗、狐臭所苦的患者，透過書中所提供的最新情報，對狐臭具有正確的認識和選擇，不再接受無謂的治療。

作者

大展出版社有限公司 圖書目錄

地址：台北市北投區11204
致遠一路二段12巷1號
郵撥： 0166955～1
電話：(02) 8236031
8236033
傳眞：(02) 8272069

・法律專欄連載・電腦編號 58

台大法學院 法律學系／策劃 法律服務社／編著

①別讓您的權利睡著了1	200元
②別讓您的權利睡著了2	200元

・秘傳占卜系列・電腦編號 14

①手相術	淺野八郎著	150元
②人相術	淺野八郎著	150元
③西洋占星術	淺野八郎著	150元
④中國神奇占卜	淺野八郎著	150元
⑤夢判斷	淺野八郎著	150元
⑥前世、來世占卜	淺野八郎著	150元
⑦法國式血型學	淺野八郎著	150元
⑧靈感、符咒學	淺野八郎著	150元
⑨紙牌占卜學	淺野八郎著	150元
⑩ＥＳＰ超能力占卜	淺野八郎著	150元
⑪猶太數的秘術	淺野八郎著	150元
⑫新心理測驗	淺野八郎著	160元
⑬塔羅牌預言秘法	淺野八郎著	元

・趣味心理講座・電腦編號 15

①性格測驗１	探索男與女	淺野八郎著	140元
②性格測驗２	透視人心奧秘	淺野八郎著	140元
③性格測驗３	發現陌生的自己	淺野八郎著	140元
④性格測驗４	發現你的眞面目	淺野八郎著	140元
⑤性格測驗５	讓你們吃驚	淺野八郎著	140元
⑥性格測驗６	洞穿心理盲點	淺野八郎著	140元
⑦性格測驗７	探索對方心理	淺野八郎著	140元
⑧性格測驗８	由吃認識自己	淺野八郎著	140元

⑨性格測驗9	戀愛知多少	淺野八郎著	160元
⑩性格測驗10	由裝扮瞭解人心	淺野八郎著	140元
⑪性格測驗11	敲開內心玄機	淺野八郎著	140元
⑫性格測驗12	透視你的未來	淺野八郎著	140元
⑬血型與你的一生		淺野八郎著	160元
⑭趣味推理遊戲		淺野八郎著	160元
⑮行爲語言解析		淺野八郎著	160元

・婦 幼 天 地・電腦編號16

①八萬人減肥成果	黃靜香譯	180元
②三分鐘減肥體操	楊鴻儒譯	150元
③窈窕淑女美髮秘訣	柯素娥譯	130元
④使妳更迷人	成　玉譯	130元
⑤女性的更年期	官舒妍編譯	160元
⑥胎內育兒法	李玉瓊編譯	150元
⑦早產兒袋鼠式護理	唐岱蘭譯	200元
⑧初次懷孕與生產	婦幼天地編譯組	180元
⑨初次育兒12個月	婦幼天地編譯組	180元
⑩斷乳食與幼兒食	婦幼天地編譯組	180元
⑪培養幼兒能力與性向	婦幼天地編譯組	180元
⑫培養幼兒創造力的玩具與遊戲	婦幼天地編譯組	180元
⑬幼兒的症狀與疾病	婦幼天地編譯組	180元
⑭腿部苗條健美法	婦幼天地編譯組	180元
⑮女性腰痛別忽視	婦幼天地編譯組	150元
⑯舒展身心體操術	李玉瓊編譯	130元
⑰三分鐘臉部體操	趙薇妮著	160元
⑱生動的笑容表情術	趙薇妮著	160元
⑲心曠神怡減肥法	川津祐介著	130元
⑳內衣使妳更美麗	陳玄茹譯	130元
㉑瑜伽美姿美容	黃靜香編著	150元
㉒高雅女性裝扮學	陳珮玲譯	180元
㉓蠶糞肌膚美顏法	坂梨秀子著	160元
㉔認識妳的身體	李玉瓊譯	160元
㉕產後恢復苗條體態	居理安・芙萊喬著	200元
㉖正確護髮美容法	山崎伊久江著	180元
㉗安琪拉美姿養生學	安琪拉蘭斯博瑞著	180元
㉘女體性醫學剖析	增田豐著	220元
㉙懷孕與生產剖析	岡部綾子著	180元
㉚斷奶後的健康育兒	東城百合子著	220元
㉛引出孩子幹勁的責罵藝術	多湖輝著	170元

㉜培養孩子獨立的藝術	多湖輝著	170元
㉝子宮肌瘤與卵巢囊腫	陳秀琳編著	180元
㉞下半身減肥法	納他夏・史達賓著	180元
㉟女性自然美容法	吳雅菁編著	180元
㊱再也不發胖	池園悅太郎著	170元
㊲生男生女控制術	中垣勝裕著	220元
㊳使妳的肌膚更亮麗	楊　皓編著	170元
㊴臉部輪廓變美	芝崎義夫著	180元
㊵斑點、皺紋自己治療	高須克彌著	180元
㊶面皰自己治療	伊藤雄康著	180元
㊷隨心所欲瘦身冥想法	原久子著	180元
㊸胎兒革命	鈴木丈織著	元

・青 春 天 地・電腦編號17

①A血型與星座	柯素娥編譯	120元
②B血型與星座	柯素娥編譯	120元
③O血型與星座	柯素娥編譯	120元
④AB血型與星座	柯素娥編譯	120元
⑤青春期性教室	呂貴嵐編譯	130元
⑥事半功倍讀書法	王毅希編譯	150元
⑦難解數學破題	宋釗宜編譯	130元
⑧速算解題技巧	宋釗宜編譯	130元
⑨小論文寫作秘訣	林顯茂編譯	120元
⑪中學生野外遊戲	熊谷康編著	120元
⑫恐怖極短篇	柯素娥編譯	130元
⑬恐怖夜話	小毛驢編譯	130元
⑭恐怖幽默短篇	小毛驢編譯	120元
⑮黑色幽默短篇	小毛驢編譯	120元
⑯靈異怪談	小毛驢編譯	130元
⑰錯覺遊戲	小毛驢編譯	130元
⑱整人遊戲	小毛驢編著	150元
⑲有趣的超常識	柯素娥編譯	130元
⑳哦！原來如此	林慶旺編譯	130元
㉑趣味競賽100種	劉名揚編譯	120元
㉒數學謎題入門	宋釗宜編譯	150元
㉓數學謎題解析	宋釗宜編譯	150元
㉔透視男女心理	林慶旺編譯	120元
㉕少女情懷的自白	李桂蘭編譯	120元
㉖由兄弟姊妹看命運	李玉瓊編譯	130元
㉗趣味的科學魔術	林慶旺編譯	150元

㉘趣味的心理實驗室	李燕玲編譯	150元
㉙愛與性心理測驗	小毛驢編譯	130元
㉚刑案推理解謎	小毛驢編譯	130元
㉛偵探常識推理	小毛驢編譯	130元
㉜偵探常識解謎	小毛驢編譯	130元
㉝偵探推理遊戲	小毛驢編譯	130元
㉞趣味的超魔術	廖玉山編著	150元
㉟趣味的珍奇發明	柯素娥編著	150元
㊱登山用具與技巧	陳瑞菊編著	150元

・健 康 天 地・電腦編號 18

①壓力的預防與治療	柯素娥編譯	130元
②超科學氣的魔力	柯素娥編譯	130元
③尿療法治病的神奇	中尾良一著	130元
④鐵證如山的尿療法奇蹟	廖玉山譯	120元
⑤一日斷食健康法	葉慈容編譯	150元
⑥胃部強健法	陳炳崑譯	120元
⑦癌症早期檢查法	廖松濤譯	160元
⑧老人痴呆症防止法	柯素娥編譯	130元
⑨松葉汁健康飲料	陳麗芬編譯	130元
⑩揉肚臍健康法	永井秋夫著	150元
⑪過勞死、猝死的預防	卓秀貞編譯	130元
⑫高血壓治療與飲食	藤山順豐著	150元
⑬老人看護指南	柯素娥編譯	150元
⑭美容外科淺談	楊啟宏著	150元
⑮美容外科新境界	楊啟宏著	150元
⑯鹽是天然的醫生	西英司郎著	140元
⑰年輕十歲不是夢	梁瑞麟譯	200元
⑱茶料理治百病	桑野和民著	180元
⑲綠茶治病寶典	桑野和民著	150元
⑳杜仲茶養顏減肥法	西田博著	150元
㉑蜂膠驚人療效	瀨長良三郎著	150元
㉒蜂膠治百病	瀨長良三郎著	180元
㉓醫藥與生活	鄭炳全著	180元
㉔鈣長生寶典	落合敏著	180元
㉕大蒜長生寶典	木下繁太郎著	160元
㉖居家自我健康檢查	石川恭三著	160元
㉗永恒的健康人生	李秀鈴譯	200元
㉘大豆卵磷脂長生寶典	劉雪卿譯	150元
㉙芳香療法	梁艾琳譯	160元

㉚醋長生寶典	柯素娥譯	180元
㉛從星座透視健康	席拉・吉蒂斯著	180元
㉜愉悅自在保健學	野本二士夫著	160元
㉝裸睡健康法	丸山淳士等著	160元
㉞糖尿病預防與治療	藤田順豐著	180元
㉟維他命長生寶典	菅原明子著	180元
㊱維他命C新效果	鐘文訓編	150元
㊲手、腳病理按摩	堤芳朗著	160元
㊳AIDS瞭解與預防	彼得塔歇爾著	180元
㊴甲殼質殼聚糖健康法	沈永嘉譯	160元
㊵神經痛預防與治療	木下眞男著	160元
㊶室內身體鍛鍊法	陳炳崑編著	160元
㊷吃出健康藥膳	劉大器編著	180元
㊸自我指壓術	蘇燕謀編著	160元
㊹紅蘿蔔汁斷食療法	李玉瓊編著	150元
㊺洗心術健康秘法	竺翠萍編譯	170元
㊻枇杷葉健康療法	柯素娥編譯	180元
㊼抗衰血癒	楊啟宏著	180元
㊽與癌搏鬥記	逸見政孝著	180元
㊾冬蟲夏草長生寶典	高橋義博著	170元
㊿痔瘡・大腸疾病先端療法	宮島伸宜著	180元
51膠布治癒頑固慢性病	加瀨建造著	180元
52芝麻神奇健康法	小林貞作著	170元
53香煙能防止癡呆？	高田明和著	180元
54穀菜食治癌療法	佐藤成志著	180元
55貼藥健康法	松原英多著	180元
56克服癌症調和道呼吸法	帶津良一著	180元
57Ｂ型肝炎預防與治療	野村喜重郎著	180元
58青春永駐養生導引術	早島正雄著	180元
59改變呼吸法創造健康	原久子著	180元
60荷爾蒙平衡養生秘訣	出村博著	180元
61水美肌健康法	井戶勝富著	170元
62認識食物掌握健康	廖梅珠編著	170元
63痛風劇痛消除法	鈴木吉彥著	180元
64酸莖菌驚人療效	上田明彥著	180元
65大豆卵磷脂治現代病	神津健一著	200元
66時辰療法——危險時刻凌晨4時	呂建強等著	180元
67自然治癒力提升法	帶津良一著	180元
68巧妙的氣保健法	藤平墨子著	180元
69治癒C型肝炎	熊田博光著	180元
70肝臟病預防與治療	劉名揚編著	180元

⑺腰痛平衡療法	荒井政信著	180元
⑿根治多汗症、狐臭	稻葉益巳著	220元
⒀40歲以後的骨質疏鬆症	沈永嘉譯	180元
⒁認識中藥	松下一成著	180元
⒂氣的科學	佐佐木茂美著	180元

・實用女性學講座・電腦編號 19

①解讀女性內心世界	島田一男著	150元
②塑造成熟的女性	島田一男著	150元
③女性整體裝扮學	黃靜香編著	180元
④女性應對禮儀	黃靜香編著	180元
⑤女性婚前必修	小野十傳著	200元
⑥徹底瞭解女人	田口二州著	180元
⑦拆穿女性謊言88招	島田一男著	200元

・校 園 系 列・電腦編號 20

①讀書集中術	多湖輝著	150元
②應考的訣竅	多湖輝著	150元
③輕鬆讀書贏得聯考	多湖輝著	150元
④讀書記憶秘訣	多湖輝著	150元
⑤視力恢復！超速讀術	江錦雲譯	180元
⑥讀書36計	黃柏松編著	180元
⑦驚人的速讀術	鐘文訓編著	170元
⑧學生課業輔導良方	多湖輝著	180元
⑨超速讀超記憶法	廖松濤編著	180元
⑩速算解題技巧	宋釗宜編著	200元

・實用心理學講座・電腦編號 21

①拆穿欺騙伎倆	多湖輝著	140元
②創造好構想	多湖輝著	140元
③面對面心理術	多湖輝著	160元
④偽裝心理術	多湖輝著	140元
⑤透視人性弱點	多湖輝著	140元
⑥自我表現術	多湖輝著	180元
⑦不可思議的人性心理	多湖輝著	150元
⑧催眠術入門	多湖輝著	150元
⑨責罵部屬的藝術	多湖輝著	150元
⑩精神力	多湖輝著	150元

⑪厚黑說服術	多湖輝著	150元
⑫集中力	多湖輝著	150元
⑬構想力	多湖輝著	150元
⑭深層心理術	多湖輝著	160元
⑮深層語言術	多湖輝著	160元
⑯深層說服術	多湖輝著	180元
⑰掌握潛在心理	多湖輝著	160元
⑱洞悉心理陷阱	多湖輝著	180元
⑲解讀金錢心理	多湖輝著	180元
⑳拆穿語言圈套	多湖輝著	180元
㉑語言的內心玄機	多湖輝著	180元

・超現實心理講座・電腦編號 22

①超意識覺醒法	詹蔚芬編譯	130元
②護摩秘法與人生	劉名揚編譯	130元
③秘法！超級仙術入門	陸　明譯	150元
④給地球人的訊息	柯素娥編著	150元
⑤密教的神通力	劉名揚編著	130元
⑥神秘奇妙的世界	平川陽一著	180元
⑦地球文明的超革命	吳秋嬌譯	200元
⑧力量石的秘密	吳秋嬌譯	180元
⑨超能力的靈異世界	馬小莉譯	200元
⑩逃離地球毀滅的命運	吳秋嬌譯	200元
⑪宇宙與地球終結之謎	南山宏著	200元
⑫驚世奇功揭秘	傅起鳳著	200元
⑬啟發身心潛力心象訓練法	栗田昌裕著	180元
⑭仙道術遁甲法	高藤聰一郎著	220元
⑮神通力的秘密	中岡俊哉著	180元
⑯仙人成仙術	高藤聰一郎著	200元
⑰仙道符咒氣功法	高藤聰一郎著	220元
⑱仙道風水術尋龍法	高藤聰一郎著	200元
⑲仙道奇蹟超幻像	高藤聰一郎著	200元
⑳仙道鍊金術房中法	高藤聰一郎著	200元
㉑奇蹟超醫療治癒難病	深野一幸著	220元
㉒揭開月球的神秘力量	超科學研究會	180元
㉓西藏密教奧義	高藤聰一郎著	250元

・養 生 保 健・電腦編號 23

①醫療養生氣功	黃孝寬著	250元

國家圖書館出版品預行編目資料

根治多汗症、狐臭/稻葉益巳、稻葉義方著；李芳黛譯
——初版，——臺北市，大展，民86
面；　公分，——（健康天地；72）
譯自：多汗症・ワキガはきわいに治る
ISBN 957-557-702-7（平裝）
1. 多汗症　2. 狐臭
415.77　86003800

INABASHIKI CHIRYOUDE TAKANSYOO. WAKIGAWA KIREINI NAORU
CHOSYA INABA MASUMI. INABA YOSHIKATA
HAKKOUSYO TSUCHIYA SHOTEN IN 1988
CHINESE TRANSLATION RIGHTS ARRANGED THROUGH
KEIO CULTURAL ENTERPRISE CO., Ltd.
版權仲介/京王文化事業有限公司

根治多汗症、狐臭　ISBN 957-557-702-7

原著者/ 稻葉益巳、稻葉義方
編譯者/ 李　芳　黛
發行人/ 蔡　森　明
出版者/ 大展出版社有限公司
社　址/ 台北市北投區（石牌）致遠一路2段12巷1號
電　話/ （02）8236031・8236033
傳　真/ （02）8272069
郵政劃撥/ 0166955-1
登記證/ 局版臺業字第2171號
承印者/ 國順圖書印刷公司
裝　訂/ 嶸興裝訂有限公司
排版者/ 弘益電腦排版有限公司
電　話/ （02）5611592
初版1刷/ 1997年（民86年） 5月

定　價/ 220元

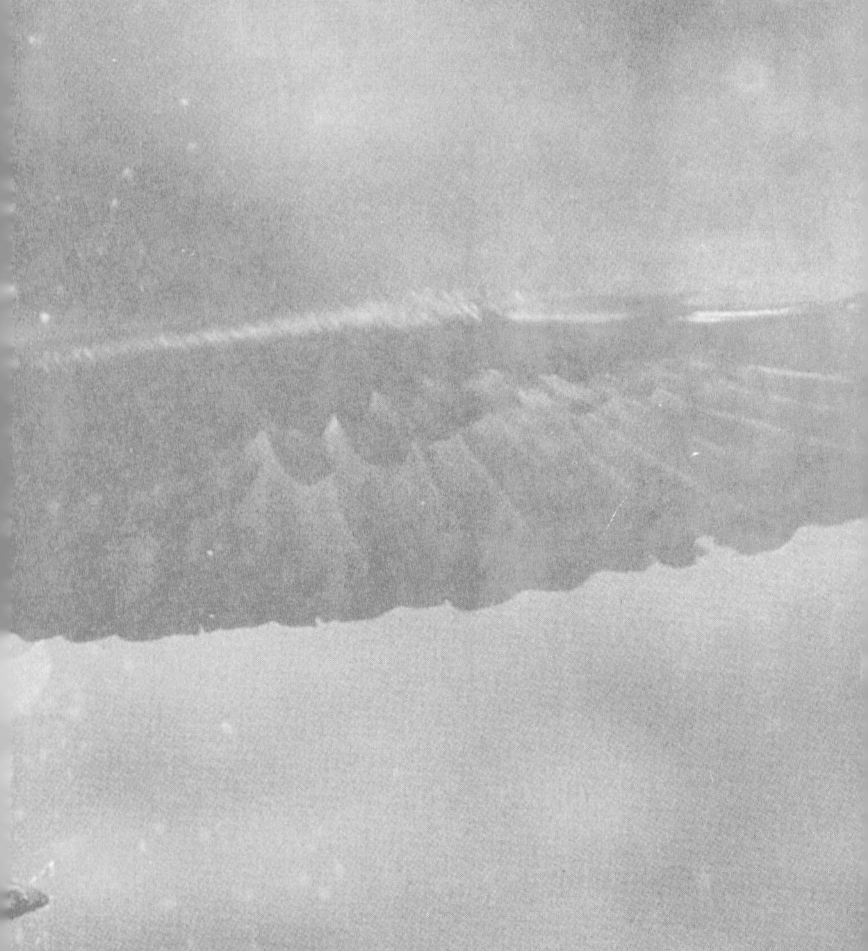

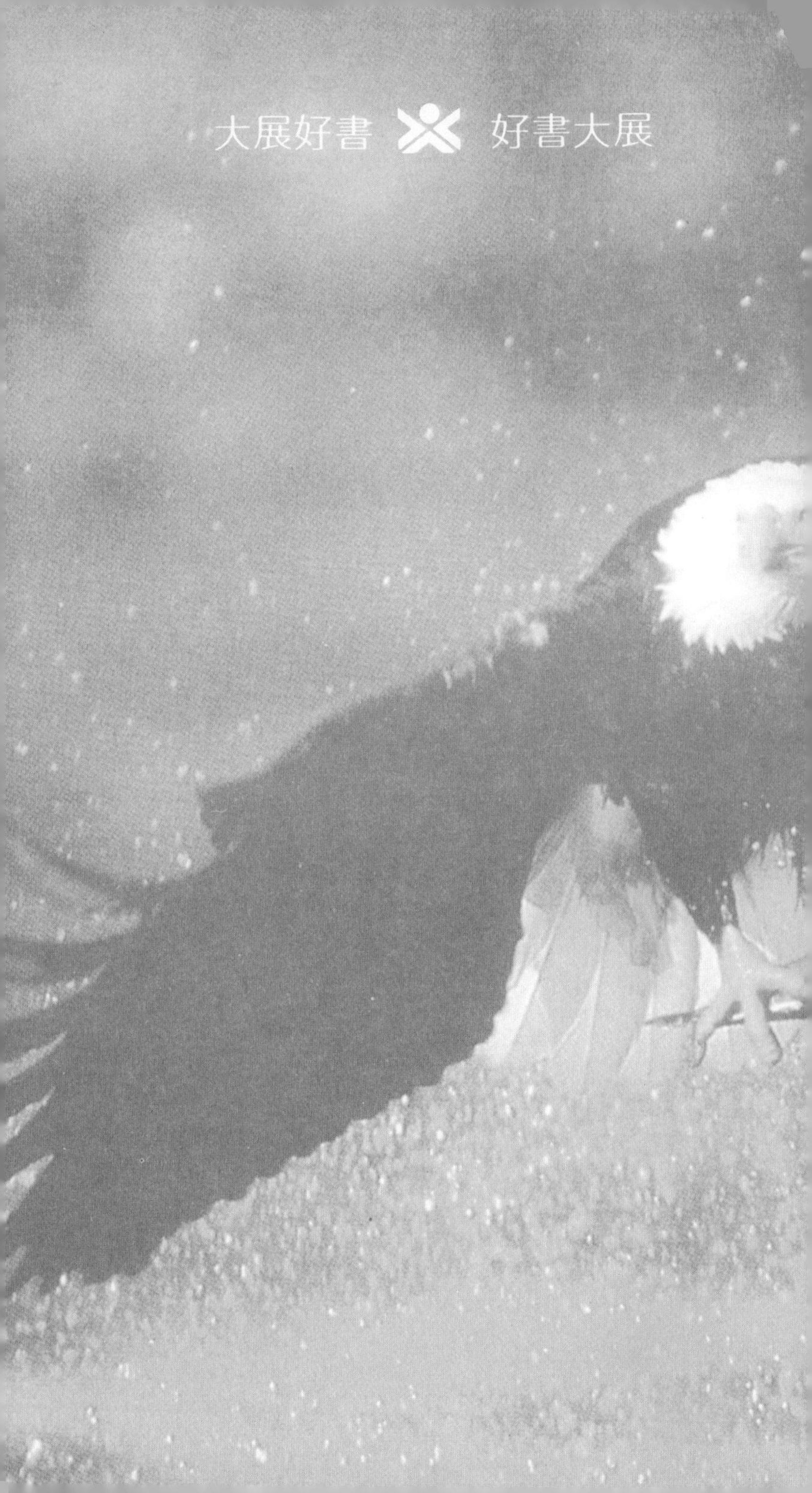
大展好書 好書大展